Kristin Peters

Naturheilkundliche Sterbebegleitung

Kristin Peters

Naturheilkundliche
Sterbebegleitung

KVC | VERLAG

KVC Verlag
NATUR UND MEDIZIN
Am Deimelsberg 36, 45276 Essen
Tel.: (0201) 56305 70, Fax: (0201) 56305 60
www.kvc-verlag.de

Kristin Peters
Naturheilkundliche Sterbebegleitung

Wichtiger Hinweis: Für Angaben über Dosierungsanweisungen und Applikationsformen kann vom Verlag keine Gewähr übernommen werden. Jede Dosierung oder Applikation erfolgt auf eigene Gefahr des Benutzers.

ISBN 978-3-945150-87-0
© KVC Verlag – NATUR UND MEDIZIN e.V., Essen 2018
© Coverfoto AnnaReinert - fotolia.com, © photo_superteam - fotolia.com, © rsooll - fotolia.com, © Sunnydays - fotolia.com, © olandsfokus - fotolia.com, © Patryssia - fotolia.com, © LukeS - fotolia.com, © IRIS Productions - fotolia.com

Gestaltung: eye-d Designbüro, Essen
Druck: Union-Betriebs GmbH, Rheinbach

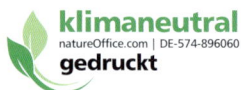

Inhalt

Pflanzen, die dir sanft die Hand geben – Eine Einleitung

Wild- und Heilpflanzen stehen im Zentrum meiner Arbeit. Dabei fühle ich mich sowohl in der modernen Pflanzenheilkunde als auch in der Klostermedizin der Hildegard von Bingen zuhause. Von Anfang an faszinierte es mich, dass es für jede Lebenslage Unterstützung aus der Natur gibt. Ganzheitliche Anwendungen bedürfen einer zuwendenden Aufmerksamkeit und sind dadurch oftmals ein wenig aufwendiger. Meiner Erfahrung nach ist es genau diese achtsame Unterstützung, nach der sich der bedürftige Mensch sehnt.

Damit ich meine Kenntnisse aus der Pflanzenheilkunde tatsächlich für jede Situation zur Verfügung stellen kann, wollte ich mehr über das Kranksein, das Lebensende und das Sterben erfahren. So absolvierte ich eine Ausbildung zur Sterbe- und Trauerbegleiterin und war für einige Jahre als ehrenamtliche Sterbe- und Trauerbegleiterin tätig. Noch immer bin ich zutiefst dankbar für die Begegnungen und Begleitungen in dieser Zeit. Dabei bleibe ich der Hospizarbeit weiterhin hilfreich verbunden. In der eigenen Familie war und bin ich ebenfalls mit dem Thema auf das engste konfrontiert. Auch meine andauernde Tätigkeit im Bereich der Pflege Hochbetagter schenkt mir eindrückliche Einsichten und vertieft mein Wissen auf dem

Gebiet der naturheilkundlichen Pflege und Sterbebegleitung. Dazu habe ich über die Jahre viel Material und Erfahrung gesammelt, die ich in diesem Buch zusammenfassen möchte.

Zuwendung für Kranke und Sterbende

Aus der Arbeit für das Hospiz, im Trauercafé, für Pflegeeinrichtungen und in persönlichen Beratungen entwickelte sich bei mir das drängende Anliegen, dazu beizutragen, das Kranksein und Sterben zu erleichtern und Lücken in der Versorgung zu schließen. Wenn es sich dabei um zuwendende und ganzheitliche Methoden handelt, kann das Wohlbefinden der kranken und sterbenden Menschen mit einfachen und praktischen Anwendungen nachhaltig unterstützt und verbessert werden. Befindlichkeitsstörungen können gelindert oder behoben werden. Dafür stehen großartige Heilpflanzen und ganzheitliche Heilmittel zur Verfügung.

Sich einem Menschen zuzuwenden, der unheilbar krank ist, erfordert Mut und die Fähigkeit, sich selbst zurückzunehmen. Es macht durchaus Angst, der Verzweiflung, dem Schmerz, der Wut und der Trauer zu begegnen. Wenn es einem gelingt, sich seiner Angst bewusst zu sein und sich dennoch des Kranken anzunehmen, dann ist das unterstützende Fürsorge. Ich konnte beispielsweise lernen, dass das größte Geschenk, das ich geben kann, das Aushalten ist. Selten braucht es mehr, als es mit ihr oder ihm auszuhalten in der jetzigen Situation. Einfach nur da zu sein mit offenem Herzen. Den Menschen mit seiner Krankheit, seinen Emotionen und seinem Sterben anzuerkennen.

Hildegard von Bingen forderte schon vor über 800 Jahren eindringlich Barmherzigkeit in der Begegnung mit Bedürftigen. Nur ist das ganz und gar nicht einfach. Erst recht nicht, wenn es sich um einen geliebten Menschen handelt. Relativ schnell zeigt sich bei den begleitenden Personen die eigene Hilflosigkeit, die es gilt zu fühlen und auszuhalten. Wenn wir sie aushalten, sind wir mit dem Herzen dabei und tolerant, eben barmherzig.

Wenn das Sterben ins Leben tritt

Der Tod kann neben der schmerzlichen auch eine schöne Seite haben. Wenn ein Mensch diese Welt verlässt, verbinden wir damit zunächst Krankheit, Leid, Verzweiflung, Qual und Trauer. Das zu recht. Es ist bitterlich, einen Menschen sterben zu sehen. Es ist traurig, das geliebte Leben hinter sich zu lassen und Freunde oder Angehörige zu verabschieden. Nicht selten ist der Tod mit Krankheit verbunden. Dennoch erlebte ich immer wieder, auch in meiner eigenen Familie, was noch damit gepaart sein kann.

Tritt das Sterben ins Leben, ist es meistens ein Schock. Jedoch gelingt es Familien und Freunden, näher zusammenzurücken, füreinander da zu sein und gemeinsam diese Herausforderung anzugehen. Die Sterbenden können sich auf ihre vertrauten Menschen verlassen. Sie werden sich der Liebe gewahr, manchmal das erste Mal in ihrem Leben. Etliche sind aus tiefstem Herzen dankbar für Trost und Geborgenheit, die ihnen entgegengebracht werden. Ab und an können sie es kaum fassen. Der Tod ist in der Lage, Menschlichkeit wachsen zu lassen und überwältigende Gefühle hervorzubringen.

Es ist einer der intimsten Momente, wenn ein Mensch sein Dasein hinter sich lässt und seinen letzten Atemzug macht. Große Verbundenheit empfinde ich, wenn ich den Augenblick des Sterbens erleben darf. Ich habe begriffen, dass der Tod nicht zwingend grausam ist. Natürlich fließen die Tränen, und das Herz ist wund. Jedoch zu sehen, wie der Sterbende langsam Vertrauen fasst, ruhiger wird und sich hingeben kann, ist beeindruckend. Die Erinnerung an das friedliche Hinübergleiten und die besondere Atmosphäre trösten mich. Ich weiß, dass nicht alle Menschen auf diese versöhnliche Weise heimgehen. Doch scheint es möglich. Ich wünsche mir, mit meinem Tun dazu beitragen zu dürfen.

Gegen das Alleinsein

Beginnt das Leben auf der Erde, ist es für uns selbstverständlich, in der vorgeburtlichen Zeit, während der Geburt und in den ersten Jahren mit Liebe und Zuwendung zur Seite zu stehen. Es wäre ein großer Schritt, wenn es uns gelingen würde, das Dahinscheiden aus dem Leben mit der gleichen Gewissheit begleiten und dann bei eigener Betroffenheit uns darauf verlassen zu können. Denn das ist zurzeit die größte Sorge von Kranken und Sterbenden: allein zu sein.

Durch meine Tätigkeit in der Sterbe- und Trauerbegleitung konnte ich wundervollen Menschen begegnen. Sie sind bereit, sich um diejenigen zu kümmern, von denen sich die anderen abwenden. Die Erkrankten werden „austherapiert" entlassen. Sie hören: „Wir können nichts mehr für Sie tun." Plötzlich sind sie mehr oder weniger mit ihrer unermesslichen Not allein. Genau in dieser Lage möchte und sollte kein Mensch verlassen sein. Deshalb ist es so bedeutend, Geborgenheit zu schaffen und mit Ruhe und Zeit Begegnungen zu ermöglichen.

Jeder Mensch ist anders und auch jedes Sterben. Aus diesem Grund ist das ehrliche und aufmerksame in Kontakt treten und das Erfragen der individuellen Bedürfnisse grundlegend. Krankheit und Sterben bringen eine der schönsten Fähigkeiten des Menschen zum Ausdruck: Seine Hinwendung zum Bedürftigen.

Eine der größten Volksbewegungen ist die Hospizbewegung. Menschlichem Engagement haben wir es zu verdanken, dass die Kranken und Sterbenden nicht mehr allein sein müssen. Das gesellschaftliche Tabu wurde aufgebrochen, und die Lage von bedürftigen Menschen verbessert sich Schritt für Schritt. Eine moderne Gesellschaft muss sich daran messen lassen, wie sie sich um die Menschen sorgt, die auf Hilfe angewiesen sind.

Vorbereitungen treffen

Mit diesem Buch möchte ich auch darauf aufmerksam machen, wie wichtig es ist, sich frühzeitig und verantwortungsvoll auf Krankheit, Sterben und den Einfluss über den eigenen Tod hinaus auseinanderzusetzen. Die angenehmen und verbindenden Seiten von Bedürftigkeit und Abschied kommen sicher eher zum Tragen, wenn es uns gelingt, rechtzeitig und bewusst Einfluss zu nehmen. Es sollte wieder eine Selbstverständlichkeit sein, dass das Alt- und Krankwerden sowie das Sterben unabdingbar zum Leben gehören. Schließen wir den Tod in das Leben ein, können wir Entscheidungen treffen, Regelungen einleiten und finanzielle Vorsorge veranlassen. Gespräche in der Familie und im Freundeskreis können selbstverständlicher geführt werden. Wir sollten unseren Angehörigen nicht schwerste Entscheidungen aufbürden, denen wir bisher aus dem Weg gegangen sind. Nicht zu vergessen, dass einige Menschen keine Angehörigen haben. Wenn sie sich nicht rechtzeitig wichtigen Belangen widmen, werden es fremde Menschen für sie anordnen. Zudem gibt es noch einen fast unüberschaubaren Wust an Bürokratie, Aufgaben, Recherchen, Entscheidungen usw., die Angehörige und begleitende Personen zu meistern haben. Wir sollten ihnen abnehmen, was wir im Vorfeld von Krankheit und Alter bewegen können. Umso mehr Zeit bleibt zum Leben und zum Abschiednehmen.

Ich wünsche mir, dass wir dem Tod ins Auge blicken, wenn er noch ganz weit von uns entfernt scheint, als einzelner Mensch und auch als Gesellschaft. Es freut mich, wenn das Stigma von Krankheit und Sterben einer herzlichen Aufnahme in unserer Mitte weichen wird. Dieser Ratgeber möchte mit Hilfe der Pflanzenheilkunde ganzheitliche Unterstützung auf diesem Weg sein.

Über dieses Buch

Der Wunsch nach einer naturheilkundlichen Begleitung im Leben ist enorm gestiegen. Immer mehr Menschen wenden sich bei Krankheit und Befindlichkeitsstörung der Naturheilkunde zu oder suchen nach gesundheitsfördernden Hilfestellungen, um den alltäglichen Anforderungen unseres heutigen Lebens gewachsen zu sein. So ist es nur konsequent, dass naturheilkundliches Geleit auch im Sterben und in der Trauer nachgefragt wird.

Im vorliegenden Buch sind pflanzenheilkundliche Anwendungen zusammengefasst, die für häufig vorkommende Herausforderungen Möglichkeiten der Pflege und des Beistandes parat halten. Vorrangig richtet sich der Ratgeber an Angehörige, begleitende Personen und medizinisches Personal, die Menschen in der letzten Phase des Lebens zu Hause umsorgen. Darüber hinaus kann er von Pflegenden in Hospizen, Palliativstationen, Krankenhäusern, Ambulanten Pflegediensten und Pflegeeinrichtungen genutzt werden. Natürlich finden Angehörige auch dann noch wertvolle Hinweise, wenn der geliebte Mensch nicht zu Hause sterben kann. Zu guter Letzt kann der Betroffene selbst sich Ideen zur Förderung des Wohlbefindens holen.

Wird dem Schwerstkranken bzw. seinen Angehörigen verdeutlicht, dass keine medizinische Heilung mehr zu erwarten ist, dann beginnt die Sterbephase, die unterschiedlich lang sein kann, von Tagen bis Monaten. Dieses Buch widmet sich diesem Prozess von Beginn an bis zum Tod. Ein Mensch, der derartig erkrankt ist, dass er sterben wird, hat besondere Bedürfnisse in jeglicher Beziehung.

Um die wertvolle und letzte Zeit des Lebens so angenehm wie möglich gestalten zu können, werden Ihnen zunächst Wege aufgezeigt, die häusliche Umgebung an die Erfordernisse des sterbenden Menschen anzupassen. Durch die Krankheit, Medikamente oder das Sterben selbst werden körperliche Symptome ausgelöst. Dazu sind im Kapitel „Körperliche Pflege" therapeutische Maßnahmen zusammengetragen, die sanft unterstützen und lindern. Verdauungsbeschwerden sind in dieser Phase häufig und äußerst belastend. Deshalb sind im folgenden Kapitel Heilpflanzen und Anwendungen enthalten, die die Verdauung unterstützen und Hinweise für eine angepasste Ernährung bereithalten. Bei einigen Sterbenden ist die Atmung erschwert, was unweigerlich die Lebensqualität senkt und die Angst vor einem unangenehmen Übergang fördert. Folglich finden Sie naturheilkundliche Methoden zur Unterstützung der Atmung. Eine enorme Belastung sind Schmerzen. Auch dafür werden erprobte Heilmittel aufgeführt. Ebenfalls kann bei auftretender Schwäche und Müdigkeit mit natürlichen Mitteln geholfen werden. Des Weiteren bezieht der Ratgeber Anregungen ein, den Kontakt zu halten, auch wenn die Sprache versagt, sich dem schwierigen Thema des Abschiednehmens zu stellen und der Berührung in der Begleitung Raum zu geben. Überhaupt ist die geistig-seelische Pflege unabdingbar in einer ganzheitlichen Betreuung. Schließlich wurden Anregungen aufgenommen, wie Sie als Angehörige für sich selbst sorgen können. Abgerundet wird dieses Buch mit den notwendigen bürokratischen Regelungen, der medizinischen Versorgung, hilfreichen Adressen und weiterführender Literatur.

Die pflanzenheilkundlichen und ganzheitlichen Behandlungen sind so ausgewählt und beschrieben, dass die begleitenden Personen sie durchführen können und nicht zwingend auf geschultes Personal angewiesen sind. Wenn Tipps von Pflegekräften hilfreich sein könnten, ist es erwähnt. Es werden immer mehrere Anwendungen zur Auswahl gestellt, da es Abneigungen geben kann oder dem Zustand des Sterbenden und den Möglichkeiten entsprechend eine Entscheidung getroffen wird.

Ein Wort zu den angegebenen Präparaten

In den Kapiteln werden Pflege- und Heilmittel genannt, die ich in der Praxis anwende und die sich als hilfreich erwiesen haben. Im Anhang des Buches befindet sich zur besseren Übersicht eine Tabelle mit den Mitteln, den Anwendungsgebieten und den Herstellern. Die Heilmittel sind entweder in Apotheken erhältlich oder in Reformhäusern, Biomärkten bzw. in den Onlineshops der Hersteller zu kaufen.

Die Auswahl erfolgte ausschließlich nach meinen persönlichen Erfahrungen, keine der Firmen hat zum Erscheinen des Buches beigetragen.

Kapitel 1:
Die häusliche Umgebung

Wenn ein schwerkranker Mensch erfährt, dass keine Heilung mehr für ihn absehbar und seine Lebenszeit deutlich begrenzt ist, wird das sicherlich für ihn und seine Liebsten ein sehr schmerzlicher Moment sein. Viele Menschen möchten die letzte Phase ihres Lebens, den Prozess des Abschiednehmens und allmählichen Sterbens zuhause und im Kreise der Angehörigen, Freunde und begleitenden Personen verbringen. Diese Phase kann Tage, Wochen oder auch Monate dauern.

Zunächst sollten sich sowohl die Angehörigen als auch die Betroffenen darüber klarwerden, ob eine häusliche Pflege möglich ist. Evtl. nehmen Sie eine Beratung in Anspruch, um diese weitreichende Wahl treffen zu können. Beispielsweise können Sozialarbeiter/innen, Mitarbeiter/innen im Krankenhaus, Wohlfahrtsverbände oder Hospizdienste mit ihren langjährigen Erfahrungen bei der Einschätzung der notwendigen Pflege und häuslichen Situation helfen. Ist die Rundum-Versorgung des Sterbenden in den eigenen vier Wänden durchführbar, dann sollte sie den besonderen Bedürfnissen dieser Lebensphase bis hin zum Tod entsprechen und darauf ausgerichtet werden. Die folgenden Abschnitte sollen dabei eine praktische Hilfe sein.

Auswahl des Zimmers und Stellen des Bettes

Zuhause fühlen wir uns am wohlsten. Damit die häusliche Umgebung das Wohlbefinden unterstützt, gibt es einiges zu überlegen und zu besorgen.

Suchen Sie ein passendes Zimmer aus. Bedenken Sie dabei die Bedürfnisse, den Zustand und die Vorlieben des Sterbenden: Können sie oder er gehört werden, wenn sie rufen? Kommen sie bequem ins Bad? Sind Treppen zu überwinden? Möglicherweise kann das Wohnzimmer mit einem Pflegebett oder einer Schlafcouch ausgestattet werden, falls das Teilnehmen am Alltag eingerichtet werden soll und die Angehörigen einen Raum für Rückzug zur Verfügung haben. Manche brauchen und bevorzugen ein ruhigeres Zimmer für sich allein. Helle, freundliche Räume sind für die meisten angenehm oder der Blick auf den geliebten Garten.

Es empfiehlt sich, das Bett so zu stellen, dass der Zugang von beiden Seiten möglich ist. Das ist besonders wichtig, wenn die Beweglichkeit eingeschränkt und der Sterbende auf Hilfe angewiesen ist. Das kann sich auch im Laufe der Zeit erst einstellen. Ein Pflegebett kann das Wohlbefinden und die Pflege erleichtern, weil es z. B. höhenverstellbar ist und sich Kopf- und Fußteil nach Wunsch einstellen lassen. Ist es angenehmer, das gewohnte Bett zu behalten, kann ein Bettlifter, ein elektrisch verstellbarer Bettrost, gute Dienste leisten. Da mehr Zeit liegend im Bett verbracht wird, ist eine ausreichende Anzahl kleinerer und größerer Kissen, unter anderem ein Nackenkissen zur Lagerung und Stütze des Kopfes, hilfreich.

Einrichtung der direkten Umgebung

Neben dem Bett sollte ein Tisch stehen, um Tücher, Arzneimittel, Getränke, Blumen und andere Dinge griffbereit zu haben. Ferner können folgende Utensilien nützlich sein:

- Toilettenstuhl oder Bettpfanne bzw. Urinflasche
- Rollstuhl oder Gehilfen
- Zwei Gummitücher (eine Seite molton- oder frotteebeschichtet) zum Unterlegen beim Waschen im Bett oder zur Unterlage unter das Laken
- Mehrere Quertücher, von denen sich jeweils zwei aus einem Bett-tuch schneiden lassen
- Ausreichend gefällige Bettwäsche
- Papierhandtücher, Zellstoffunterlagen und evtl. Inkontinenzmaterial
- Klapptisch für das Bett zum bequemen Einnehmen der Mahlzeiten
- Angenehme Sitzgelegenheit für Besucher

Bei der Einrichtung und Ausstattung des Zimmers sind Erfordernisse und Neigungen zu unterstützen. Wenn Musik gemocht wird, sollte eine Musikanlage, möglichst mit Fernbedienung, zur Verfügung stehen, auch Musikinstrumente, Bücher, Fotoalben, ein Fernseher oder Computer, Spiele und andere Gegenstände zur Unterhaltung. Ist ein religiöser Bezug wichtig, gehören vielleicht die Bibel, Kerzen, ein Gesangbuch, ein Kreuz und Ähnliches zur Ausgestaltung. Sinnvoll in unserer heutigen Zeit sind sicherlich ein oder mehrere Telefone, eins im Krankenzimmer, eins für die Angehörigen bzw. begleitenden Personen. Außerdem fördern schöne Bilder oder große Erinnerungsfotos, Topfpflanzen und ein Blumenstrauß, vielleicht auch ein großer Kalender und eine große Uhr, die vom Bett aus zu sehen sind, das Wohl.

Die Vorschläge zur Einrichtung sind als Auswahl gedacht. Insgesamt ist es bedeutsam, die Umgebung nicht mit Eindrücken zu überfluten, damit jederzeit Rückzug und Ruhe möglich sind.

Kleidung und wichtige Utensilien

Um der körperlichen Verfassung des Sterbenden gerecht zu werden, sind leicht an- und ausziehbare Kleidungsstücke, gern aus dehnbaren Materialien, von großem Vorteil. Insbesondere an zusätzliche und bequeme Nachtwäsche ist zu denken. Socken bzw. Bettsocken sorgen für warme Füße und rutschfeste Hausschuhe für mehr Sicherheit. Gewiss gehört ein Morgen- oder Bademantel zu den unerlässlichen Kleidungsstücken. Weitere Utensilien, die bereitliegen sollten, sind die folgenden:

- Zwei Wärmflaschen, z. B. zum Wärmen der Füße und zur Linderung von Schmerzen oder Krämpfen
- Medikamente und Schmerzmittel sowie Unterlagen und Notizen über den Medikamentenplan und Veränderungen des Zustandes
- Massageöl, Fieberthermometer, Hilfen zur Mundpflege
- Biegsame Trinkhalme
- Dinge, die zur Freude beitragen und jederzeit zugänglich sein sollten, weil sie wichtig sind oder beruhigen können, wenn er oder sie z. B. nicht mehr ansprechbar ist. Das kann ein Talisman, ein Erinnerungsstück aus einem Urlaub, ein Spielzeug, als die Kinder noch Babys waren u. Ä. sein.

Kapitel 2:
Körperliche Pflege

Durch Medikamente oder durch eine Erkrankung können unangenehme Symptome die noch bleibende Lebenszeit erschweren. Bei manchen Menschen tritt starkes Schwitzen auf, bei anderen eher Frieren. Auch Hautprobleme wie Juckreiz, Trockenheit und Entzündungen sind unnötige Belastungen. Mit folgenden Empfehlungen lässt sich das Wohlbefinden steigern und Leiden eindämmen. Zusätzlich kann mit der Hautpflege dem Durchlagerungsgeschwür (Dekubitus) vorgebeugt werden. Durchlagerungsgeschwüre sind dann ein Problem, wenn sich im Laufe des Sterbeprozesses die Liegezeit im Bett erhöht und die Beweglichkeit abnimmt.

Selbstverständlich werden die Pflegemaßnahmen an den Zustand des Betroffenen angepasst. Ist die Schwächung fortgeschritten, so dass tägliche Maßnahmen zu einer entbehrlichen Anstrengung werden, kann die Pflege auf das allernötigste reduziert werden.

Starkes Schwitzen

Schwitzen und starkes Schwitzen können durch Medikamente oder durch große Angst und Stress verursacht werden. Grundsätzlich findet durch das vermehrte Transpirieren ein erhöhter Flüssigkeits-, Salz- und Mineralverlust statt. Ausreichend Getränke und auch dünne Gemüsebrühen beugen Kreislaufproblemen vor. Im Folgenden sind einige Anregungen zur Linderung des Schwitzens, zur Verbesserung des Körpergeruchs und zur Erhöhung des Wohlergehens zusammengetragen.

Waschungen

Allein mit der täglichen Körperwaschung kann Einfluss auf das Schwitzen genommen werden. Dazu wird das Wasser entweder mit einer Teezubereitung oder mit ätherischen Ölen angereichert. Gegen erhöhtes Schwitzen haben sich Waschungen mit Salbeitee bewährt.

> **Waschungen mit Salbeitee**
> 4 Esslöffel Salbeiblätter mit 1 Liter kochendem Wasser überbrühen und abgedeckt 10 Minuten ziehen lassen. Dann abseihen und mit ca. 5 Litern Wasser verdünnen. Das Waschwasser sollte nur lauwarm sein.

Die kühlende Funktion der Anwendung wird durch das Waschen mit einem Lappen gegen den Haarwuchs noch verstärkt.

Eine Alternative zum Tee sind Zusätze von ätherischen Ölen. Salbei, Myrte und Muskatellersalbei wirken schweißhemmend bzw. desodorierend und verbessern den Körpergeruch. Zitrusöle wie Limette, Zitrone oder Bergamotte sorgen ebenfalls für einen angenehmen Duft und erfrischen gleichzeitig. Von einem Zitrusöl sollte nur ein Tropfen in die Waschmischung gegeben werden. Die ätherischen Öle von Rose und Lavendel (fein oder extra) wirken beruhigend und kühlend bzw.

desodorierend, wenn das übermäßige Schwitzen auf Angst und Stress zurückzuführen ist.

Waschungen mit ätherischen Ölen und einer Öl-Milch-Emulsion

Für eine Waschung können 2 Esslöffel Milch und 1 Esslöffel Olivenöl mit 2–5 Tropfen ätherischem Öl vermischt werden. Die Mischung in 4–5 Liter Waschwasser geben. Es wird dafür eine ätherische Essenz oder eine Mischung aus zwei, drei oder höchstens vier der folgenden Öle genutzt: Salbei, Myrte, Muskatellersalbei, Limette, Zitrone, Bergamotte, Rose und Lavendel (fein und extra).

Achten Sie beim Kauf von ätherischen Ölen auf ausgesuchte Qualität, z. B. von den Firmen Primavera Life, Maienfelser Naturkosmetik Manufaktur und Neumond.

Grundsätzlich kann mit der Waschrichtung und -bewegung der Pflegebedürftige in seinem spezifischen Zustand unterstützt werden: Wenn die Waschrichtung immer wieder in geraden Strichen verläuft, fördert sie insbesondere gelähmte und demente Menschen. Sie werden sanft aktiviert. Wird der Waschlappen eher in Kreisen geführt, wirkt es erholend und stützend für dünne, zerbrechliche Menschen, bei Erschöpfung und Schmerzen. Wird zum Herzen hin gewaschen, wird der Kreislauf angeregt, und zusätzlich ist diese Art bei Ödemen, Krampfadern und Fieber angesagt. Bewegungen mit dem Lappen vom Herzen weg beruhigen bei Nervosität und Hyperaktivität und fördern den Schlaf.

Waschrichtung und -bewegung
Kreisende Bewegungen:
Für dünne Menschen, bei Erschöpfung und Schmerz
Strichbewegungen:
Bei Demenz und Lähmungserscheinungen

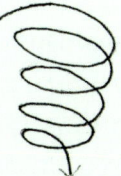

Bewegungen zentralisierend = zum Herzen hin (Strich oder kreisend):
Zur Anregung des Kreislaufs, bei Ödemen, Krampfadern und Fieber

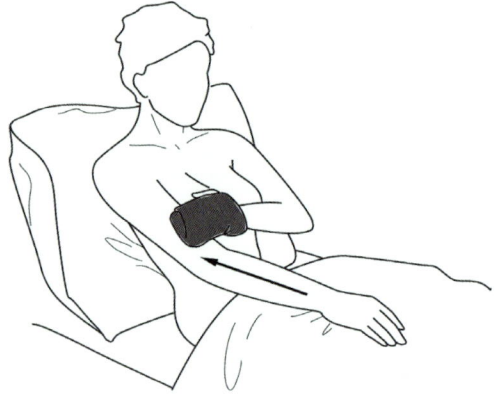

Bewegungen dezentralisierend = vom Herzen weg (Strich oder kreisend):
Bei psychischer Unruhe, Hyperaktivität und Schlafstörungen

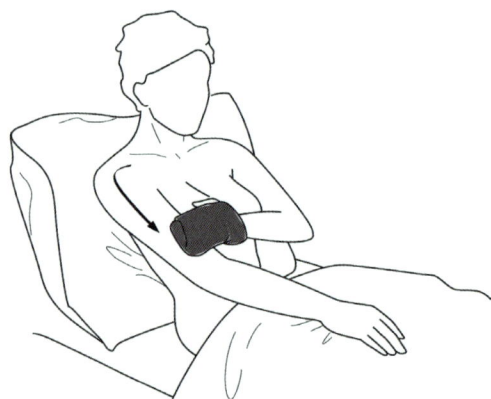

Bei vermehrtem Schwitzen ist die Hautpflege nach dem Waschen wichtig, um Hauterkrankungen vorzubeugen. Deshalb empfiehlt sich nach der Waschung mit Salbeitee die anschließende Pflege mit einem Lavendel-, Zitrus- oder Rosenöl – je nach persönlicher Neigung.

Nach der Waschung mit der Öl-Milch-Emulsion mit ätherischen Ölen bietet sich die Verwendung eines Körperpuders, z. B. Seidenpuder (Dr. Hauschka), an. Der Puder saugt den Schweiß auf und hinterlässt ein frisches Gefühl.

Zur Vorbeugung und Behandlung von Hauterkrankungen finden Sie weiter unten in den Kapiteln „Vorbeugung von Durchlagerungsgeschwüren" und „Pflege der trockenen, juckenden und entzündeten Haut" weitergehende Hinweise.

Ätherische Öle in der Duftlampe

Ätherische Öle dienen nicht nur der Aromatisierung der Raumluft und überdecken unangenehme Gerüche, sie unterstützen auch ein kühles, erfrischendes Gefühl und können dem Schwitzen vorbeugen. Auch im Rahmen der Aromatherapie, also in der Duftlampe, eignen sich die ätherischen Öle von Salbei, Myrte, Muskatellersalbei, Eukalyptus, Zitrone, Bergamotte, Limette, Zypresse, Lavendel (fein oder extra) und Rose. Die Anzahl der Tropfen richtet sich nach der Raumgröße, dem Duftempfinden und der Intensität der verwendeten Essenzen. Normalerweise werden zwischen 5 und 10 Tropfen in die Duftlampe oder den Vernebler (Diffuser, elektrische Duftlampe) mit etwas Wasser gegeben. Gibt es bereits einen Lieblingsduft, kann er natürlich eingesetzt werden, allein oder in einer Mischung aus zwei, drei oder höchstens vier der aufgezählten ätherischen Öle. Es ist wichtig, dass nicht dauerhaft mit ätherischen Ölen beduftet wird, sondern immer mal wieder höchstens eine Stunde und in akuten Phasen. Bitte beachten Sie auch die Hinweise im folgenden Kasten.

Hinweise zur Raumbeduftung in der Duftlampe

Das Wasser darf keine großen Blasen werfen, dann ist der Abstand zu gering, und das Wasser bzw. das Öl wird zu heiß.

Das Schälchen darf nicht „trockenlaufen", damit das ätherische Öl nicht anbrennt. Dadurch können gesundheitsschädliche Stoffe entstehen. Reinigen Sie das Schälchen regelmäßig, vor allem, wenn Sie einen anderen Duft verwenden. Dazu dienen Handspülmittel oder Isopropylalkohol. Wer statt einer Duftlampe einen Diffuser oder Vernebler nutzen möchte, verwendet sie nach Anleitung des Herstellers.

Kleidung und Bettwäsche

Ergänzend sei erwähnt, dass Kleidung und Bettwäsche aus Baumwolle, Wolle und Seide die natürliche Hautatmung ermöglichen und sich angenehm bei starkem Schwitzen tragen. Dabei bleibt Baumwollwäsche nass und sollte regelmäßig gewechselt werden. Seide und Wolle trocknen dagegen rasch von selbst. Des Weiteren ist lockere und luftige Kleidung hilfreich.

Armtauchbad

Menschen, die sich noch weitgehend selbst versorgen, können immer wieder oder bei Schweißausbrüchen kalte Armtauchbäder und kalte Duschen des ganzen Armes durchführen. Sie wirken schnell und kühlen den gesamten Organismus.

Armtauchbad
Ein Armbad kann im Waschbecken oder einer Plastikwanne durchgeführt werden. Wenn es beim Eintauchen beider Arme in das kalte Wasser zu Herzschmerzen oder Engegefühl kommt, die Temperatur erhöhen.

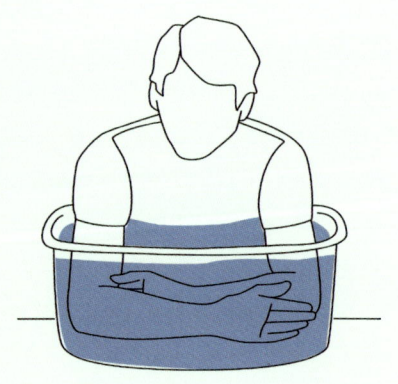

Kräutertee

Es gibt Heilpflanzen, die das Schwitzen einschränken und ein gutes Körpergefühl unterstützen. Sie können als Tee zubereitet und lauwarm oder sogar kalt genossen werden. Zudem füllt der Tee den Flüssigkeitspegel auf. Je nach Vorliebe stehen Salbei oder eine Teemischung aus Salbei, Hopfen und Melisse zur Auswahl.

Kühlender Kräutertee

Für den kühlenden Salbeitee 1 Teelöffel getrocknete **Salbeiblätter** mit 1 Tasse heißem Wasser übergießen und 2 Minuten abgedeckt ziehen lassen. Dann durch ein Teesieb (Stoffsieb) in eine Tasse abseihen und langsam trinken, wenn er entsprechend ausgekühlt ist.

Die **Teemischung aus Salbei, Hopfen und Melisse** zu gleichen Teilen mischen und genauso herstellen.

Verwenden Sie frische Kräuter für den Tee, erhöht sich die Dosierung. Nehmen Sie statt 1 Esslöffel getrocknetes Kraut 1,5 Esslöffel frisches Kraut auf einen viertel Liter Wasser.

Urtinkturen zur Einnahme

Wer Tee nicht mag, kann dennoch Hilfe von Heilpflanzen erwarten. Sie werden dann tropfenweise in Form von Urtinkturen eingenommen. Auf diese Weise wird das Schwitzen langfristig reduziert und das Wohlfühlen in der eigenen Haut gefördert. Auch als Urtinktur leistet der Salbei zuverlässige Dienste, z. B. die Salvia Urtinktur (Ceres): 2-mal täglich 2–4 Tropfen Urtinktur in etwas Wasser gelöst einnehmen. Die Lavandula Urtinktur (Ceres) wird aus dem Lavendel hergestellt und ist dann passend, wenn der Bildung von Angstschweiß vorgebeugt werden soll. Sie wird in gleicher Dosierung verwendet.

Kühlende Nahrung

Aus den im Folgenden empfohlenen Lebensmitteln kann eine Wahl getroffen werden, die sich grundsätzlich nach den Bedürfnissen des Betroffenen und seinem Zustand richtet. Da meist mehrmals täglich Nahrung aufgenommen wird, kann darüber auf einfache Art und Weise zur Harmonisierung des Wärmehaushalts beigetragen werden.

Der erfrischende Effekt von Speisen ist rasch spürbar und hält sogar an. Beispielsweise kühlt der Verzehr von exotischen Früchten, von Melone, Gurke, Tomate, Joghurt, saurer Sahne und Quark. Voraussetzung ist, der Betroffene mag diese Lebensmittel. Die Früchte und Speisen sollten nicht kühlschrankkalt verarbeitet und genossen werden, um Schmerzen im Verdauungstrakt zu vermeiden.

Frieren

Auch Frieren ist ein häufiges Symptom im Prozess des Sterbens und kann sehr zermürbend sein. Durch die Schwächung des gesamten Organismus, die verminderte Durchblutung, den Wegfall von Unterhautfettgewebe oder die Übermüdung ist der Wärmehaushalt gestört, und Energiereserven fehlen. Verspannungen, Krämpfe und zusätzliche Schmerzen können als Folgeerscheinungen auftreten. Es gibt eine Reihe von naturheilkundlichen Maßnahmen, die dem Frieren entgegenwirken. Sie verbessern den Gesamtzustand und ermöglichen damit ein angenehmeres Abschiednehmen.

Kräutertee

Friert der Sterbende und fühlt sich unterkühlt an, kann ein durchwärmender Kräutertee mit etwas echtem Bienenhonig eine Wohltat sein. Die Kräuter unterstützen den Wärmehaushalt und wirken nachhaltig.

Bienenhonig wärmt zusätzlich. Zum Zweck der Erwärmung darf der Tee so warm wie möglich getrunken werden. Bitte beachten Sie, dass geschwächte Menschen ein anderes Temperaturempfinden entwickeln. Was sich für Sie warm anfühlt, kann für den Betroffenen schon zu heiß sein. Passende Teepflanzen sind z. B. Beifuß, Ingwer, Galgant, Holunder, Linde, Engelwurz und Brennnessel.

Durchwärmende Kräutertees

Für einen **Ingwertee** ein walnussgroßes Stück Ingwer sehr klein schneiden oder reiben und mit 1 Liter kochendem Wasser aufgießen, den Tee abgedeckt 7–10 Minuten ziehen lassen und dann in eine Isolierkanne abseihen. Der Honig wird erst kurz vor dem Trinken dazugegeben, damit seine wohltuende Wirkung erhalten bleibt.

Wem der Ingwer zu scharf ist, probiert es vielleicht mit einem lieblichen **Holunder- und Lindenblütentee**. Von der Mischung 2–3 Teelöffel nehmen, mit 250 ml heißem Wasser überbrühen, 10 Minuten ziehen lassen, abseihen und möglichst warm bis sehr warm trinken. Den Honig kurz vor dem Trinken dazugegeben.

Beifußkraut (30 g), **Galgantwurzel** (15 g gepulvert), **Engelwurzwurzel** (15 g gepulvert) und **Brennnesselkraut** (30 g) ergeben ebenfalls einen sehr wärmenden Tee. Geschmacklich ist er aromatisch bis bitter und deshalb möglicherweise nicht allen angenehm. Dazu die Kräuter und gepulverten Wurzeln mischen und in ein Schraubglas verpacken. Von dieser Mischung 1 Teelöffel mit 1 Tasse kochendem Wasser überbrühen, 10 Minuten ziehen lassen, abseihen und in kleinen Schlucken trinken. Auch dieser Tee kann mit etwas Honig abgerundet werden.

Bäder

Von vielen Menschen werden wohlig wärmende Bäder als hilfreich empfunden. Sie wärmen tiefgreifend, sind eine beliebte Zuwendung und wirken stimmungshebend. Der momentane Zustand und die Wünsche des Sterbenden bestimmen darüber, ob ein Vollbad noch zum Wohlergehen beitragen kann. Erscheint der Umstand bereits zu groß, tut es auch ein Fußbad. Es verursacht weniger Aufwand und wärmt dennoch den gesamten Körper.

Sollte die Beweglichkeit sehr eingeschränkt sein, fühlt sich auch ein Handbad angenehm an und erfüllt seinen Zweck. Mit Hilfe von Kräutern wie Beifuß kann die Wirkung eines solchen Bades verstärkt werden.

Badezusätze

Zunächst einen **Tee aus Beifuß** herstellen: 4–6 Esslöffel Beifußkraut mit 1 Liter kochendem Wasser überbrühen, abgedeckt 10 Minuten ziehen lassen und dann ins Badewasser abseihen.

Ätherische Öle, die mit etwas Milch, Sahne oder Honig gemischt und ins Badewasser untergerührt werden, sorgen desgleichen für ein heimeliges Bad. Es eignen sich das ätherische Ingweröl und Zirbelkieferöl. Für ein Vollbad reichen 6–10 Tropfen eines ätherischen Öls oder einer Mischung aus beiden. Für ein Fußbad nehmen Sie 4–6 Tropfen und für ein Handbad 1–2 Tropfen.

Achten Sie beim Kauf von ätherischen Ölen auf ausgesuchte Qualität, z. B. von den Firmen Primavera Life, Maienfelser Naturkosmetik Manufaktur und Neumond. Zur Erleichterung des Alltags kann auf fertige Badezusätze zurückgegriffen werden, z. B. Rosmarin Aktivierungsbad (Weleda), Wind und Wetter Bad (Dr. Hauschka). Sie erzeugen ebenfalls einen wohligen Duft und regen den Wärmehaushalt sowie die Durchblutung an.

Wärmflasche

Die gute alte Wärmflasche kann wohltuende Dienste auch bei der Begleitung Sterbender leisten. Weil sie beliebt ist, wird sie gut akzeptiert. Es können sogar zwei Wärmflaschen gleichzeitig zum Einsatz kommen, z. B. eine an den Füßen und eine am Bauch oder Rücken. Die Wärmflasche stellt eine einfache und liebevolle Aufmerksamkeit dar, mit der rasch Linderung erzielt wird. Sie wird mit heißem Wasser gefüllt und sollte nicht direkten Hautkontakt haben. Die Wärmflasche wird in ein Handtuch oder eine Decke gewickelt, um Verbrennungen zu vermeiden.

Einreibungen, Massagen und Wickel

Es ist oft ein angenehmes Gefühl für die begleitenden Personen, wenn sie dem geliebten Menschen in seiner letzten Lebensphase erleichternde Dinge angedeihen lassen können. Doch manchmal gehen ihnen die Ideen im herausfordernden Alltag aus. Leichte Einreibungen, Massagen und Wickel fühlen sich für die Betroffenen meist äußerst wohltuend an und stellen eine herzliche Art der Anteilnahme dar. Sie durchbrechen das Pflegeeinerlei und bereichern das Abschiednehmen für beide Seiten. Darüber hinaus kann mit diesen Methoden Einfluss auf den Zustand genommen werden. So gibt es auch wärmende Einreibungen, Massagen und Wickel. Es sollte grundsätzlich auf eine wohlig warme Umgebung geachtet werden. Nur die einzureibenden Körperteile sind frei, der Rest des Körpers bleibt bedeckt.

Für eine erwärmende Einreibung oder Massage eignet sich die ölige Einreibung mit Rosmarinus Oleum Aethereum 10 % (WALA), die die Wärmeorganisation bei Stoffwechselschwäche anregt und hilfreich bei allgemeinem Kältegefühl ist. Auch das kräftigende, wärmende Arnika Massageöl (Weleda) kann probiert werden. Allein das Halten und Einreiben von kalten Füßen und Händen wirkt schon dem Frieren entgegen, gerade bei sehr geschwächten Personen, die keine anregende

Einreibung oder Massage mehr vertragen. Mit etwas Olivenöl und 1–3 Tropfen des ätherischen Öls von Ingwer oder Zirbelkiefer wird auch auf diese Weise eine passende Einreibung hergestellt.

Schließlich sei noch der kalte Brustwickel nach Kneipp erwähnt, der zwar bei der Anwendung Überwindung kostet, doch dann ein wohlig warmes Körpergefühl auslöst. Er ist nur für Personen geeignet, die dem noch zustimmen können und relativ beweglich sind. Dazu liegt er bis zu 1 ½ Stunden an.

Brustwickel

Der Brustwickel reicht von der Achselhöhle bis zum unteren Rippenbogen. Es werden drei Tücher benutzt: ein Wolltuch als Außentuch, ein Zwischentuch (z.B ein Frotteehandtuch) und das in kaltes Wasser getauchte Innentuch (z.B. ein Geschirrtuch oder eine Mullwindel). Dabei sollte das Wolltuch etwas schmaler als das Zwischentuch sein. Das Wasser, in das das Innentuch getaucht 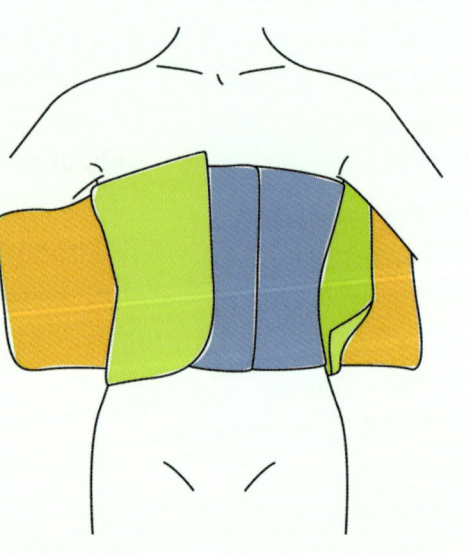 wird, ist so kalt, wie es aus der Leitung kommt. Nach dem Befeuchten wird es gut ausgewrungen. Die Wickelpackung wird im Bett gerichtet. Der Patient legt sich mit dem Rücken darauf, und ein Helfer wickelt die Tücher glatt über den Oberkörper. In der Zeit sollte der Patient nicht tief ein- oder ausatmen, damit die Tücher fest angezogen werden können, ohne zu eng am Körper anzuliegen. Die Atmung soll mit Wickel frei fließen können.

Wärmende Nahrung

Mit der Ernährung lässt sich erheblich auf den Wärmehaushalt einwirken. Frierende Menschen sehnen sich oft nach warmen Speisen und Getränken. Gerade Essen kann eine langfristige Erhöhung des Wärmegefühls auslösen. Aus dem Verdauungstrakt heraus breitet sich eine wohlige Wärme aus. Zunächst sollte bei allen Mahlzeiten warme Nahrung angeboten werden. Zu meiden sind Joghurt und andere kalte Milchprodukte, exotische Früchte, Melonen und Rohkost, da diese eher kühlend wirken. Bereits die erste Mahlzeit darf mit einer wärmenden Suppe, gern auch püriert, mit warmem Habermus nach Hildegard von Bingen oder anderen warmen Speisen eingenommen werden. Dinkel ist ein sehr gut verträgliches und gleichzeitig wärmendes Getreide. Wenn es gemocht wird, können besonders Dinkelprodukte wie Dinkelnudeln, Dinkelmehl, Zartdinkel als Beilage oder Suppeneinlage, Dinkelgrütze usw. in die Ernährung eingebaut werden. Ein Dinkelkaffee wärmt ebenfalls und kann neben dem Tee ein passendes Getränk sein. Gewürze spielen eine erhebliche Rolle, weil sie die Verdauung unterstützen und den Wärmehaushalt anregen. Zum Abschmecken der Speisen können besonders wärmende Gewürze wie Galgant, Rosmarin, Salbei, Thymian, Ysop und Beifuß verwendet werden.

Habermus nach Hildegard von Bingen

Zutaten (für 2 Personen):

2 Tassen Wasser

1 knappe Tasse Dinkelschrot

1 kleingeschnittener Apfel

1 Msp. Galgantpulver

1 Msp. Bertrampulver

2 Teelöffel Honig

Zimt

Zubereitung:

Den Dinkelschrot in das kalte Wasser einrühren und unter Rühren 5 Minuten vorsichtig aufkochen. Apfel, Galgant, Bertram und Honig hinzufügen. Bei kleiner Hitze 10 Minuten quellen lassen und mit Zimt bestreut servieren. Warm genießen!

(Quelle: Kerckhoff, El Masri: *Hausmittel aus aller Welt*)

Mittel zur Einnahme

Linderung bzw. Abhilfe lässt sich weiterhin über die Einnahme von Heilmitteln erreichen. Die folgenden Tropfen können auch in Tee oder erhitztes Wasser getropft werden. Beide Mittel enthalten viele wärmende Heilkräuter, sind sehr wohltuend und bringen zusätzlich eine stimmungsaufhellende Wirkung mit. Die Einnahme sollte nicht mehr am Abend erfolgen.

- Balsamischer Melissengeist (Weleda): bis zu 5-mal täglich 10–20 Tropfen
- Solunat Nr. 2 (Soluna): 1–3-mal täglich 5 Tropfen

Vorbeugung von Durchlagerungsgeschwüren

Durch den erheblich beeinträchtigten Gesundheitszustand, der begleitet ist durch geschwächte Organe, ein kaum funktionsfähiges Immunsystem, verminderte Durchblutung, Mangelernährung, Allergien und Inkontinenz, braucht die Haut verstärkte Aufmerksamkeit und Pflege. Hinzu kommt, dass Menschen, die sich wenig oder nicht bewegen können, einen herabgesetzten Stoffwechsel aufzeigen. Die Gefahr, Hautinfektionen und Geschwüre zu entwickeln, ist erhöht. Im Vordergrund stehen die Erhaltung des Wohlbefindens und die Vorbeugung von Hauterkrankungen und Durchlagerungsgeschwüren, um Leid und Schmerz zu vermeiden. Zunächst geht es um die Vorbeugung und Pflege von Hautwunden. Das darauffolgende Kapitel widmet sich der naturheilkundlichen Behandlung von trockener, juckender und entzündlicher Haut.

Waschungen

Die Abnahme der Vitalität der Haut führt zu Veränderungen, die schließlich im Wundliegen münden können. Die so genannten Durchlagerungsgeschwüre verursachen Schmerzen und können üble Gerüche entfalten. Demzufolge ist eine der bedeutsamsten Maßnahmen die möglichst gute Erhaltung der intakten Haut. Eine unterstützende Methode ist das Reinigen der Haut mit einer Waschzubereitung, die gleichzeitig pflegt.

Waschzubereitung

Für Waschzubereitungen eignet sich eine Öl-Milch-Emulsion: 2 Esslöffel Milch und 1 Esslöffel Olivenöl mit 2–5 Tropfen ätherischem Öl vermischen und in 4–5 Liter Waschwasser geben. Für das hautpflegende Waschen ein einzelnes Öl oder eine Mischung aus höchstens vier der folgenden ätherischen Öle zufügen: Rosengeranie, Lavendel (fein), Rose, Kamille blau und Weihrauch.

Achten Sie beim Kauf der Essenzen auf ausgesuchte Qualität, z. B. von den Firmen Primavera Life, Maienfelser Naturkosmetik Manufaktur und Neumond.

Das tägliche Waschen wird bestenfalls dazu genutzt, die Haut des bettlägerigen Menschen genau zu beobachten. So kann prompt auf Veränderungen reagiert werden, denn die tägliche bis mehrmals tägliche Pflege der beanspruchten Hautstellen ist eine unerlässliche Vorbeugung von Hauterkrankungen.

Einreibungen, Massagen und Wundbehandlung

Da die Haut grundsätzlich eine begrenzte Aufnahmefähigkeit hat, reicht es, Pflegeprodukte bei Bedarf 2–3-mal täglich möglichst auf die noch feuchte Haut aufzutragen.

Bewährt haben sich die Einreibung und Massage mit naturheilkundlichem Johanniskrautöl (Maienfelser Naturkosmetik Manufaktur oder Primavera Life) bzw. Hypericum ex herba 5 % Oleum (WALA). Desgleichen ist das Öl aus der Ringelblumenblüte (Primavera Life) hervorragend zur täglichen Pflege geeignet. Bei bekannter Allergie gegen Korbblütler (Ringelblume) bitte auf das Johanniskrautöl zurückgreifen.

Sowohl Johanniskraut- als auch Ringelblumenöl beugen Hauterkrankungen nicht nur vor, sondern lindern und heilen sie auch. Vorsichtig bis zu den Wundrändern einsetzen.

Ölzubereitung für Einreibungen

Für ein Öl zur Einreibung können Sie ätherische Öle wie Rosengeranie, Lavendel (fein), Tea Tree, Elemi und Zistrose ergänzend in das Basisöl (Johanniskraut- oder Ringelblumenöl) geben: Tropfen Sie in 50 ml Basisöl 10 Tropfen eines ätherischen Öls oder einer Mischung aus höchstens vier der genannten Öle.

Es stehen auch fertige Produkte zur Behandlung von Durchlagerungsgeschwüren zur Verfügung:

- Weihrauchbalsam nach Margret Madejsky: Die Eversbusch Apotheke in München stellt auf Wunsch diesen Wundbalsam aus Rose, Weihrauch und Myrrhe her.
- Calcea Wund- und Heilcreme (WALA): Die Creme lässt sich sowohl vorbeugend als auch heilend bei Wundliegen einsetzen.
- Rosatum Heilsalbe (WALA): Die Salbe ist eine Alternative und bei sehr empfindlicher Haut der Calcea Wund- und Heilcreme vorzuziehen.

- Ringelblumencreme: Eine lange, hilfreiche Tradition hat die Ringelblumencreme in der Versorgung von Wunden und Geschwüren. Die Heilcreme stammt von der Maienfelser Naturkosmetik Manufaktur, die dabei die wertvollen Auszüge von Ringelblumen- und Johanniskrautblüten kombiniert.

Kompressen und Wundverbände

Wunden und offene Hautstellen können mit Johanniskrautöl-Kompressen behandelt werden. Die Heilpflanze Johanniskraut hat sich als äußerst wirksam für die weitreichende Hautpflege und Wundbehandlung bewährt. Zusätzlich ist Johanniskraut das beste pflanzliche Schmerzmittel und ein sanfter Stimmungsaufheller. Es eignet sich damit ausgezeichnet für die Behandlung und Pflege im Sterbeprozess. Seit Jahrtausenden werden die Blüten zur Herstellung des Öls verwendet. Mit Öl getränkte Kompressen werden direkt auf die Wunde gegeben und über Nacht liegen gelassen. Wundkompressen können Sie in der Apotheke erwerben. Sie sollten etwas größer als die Wunde selbst sein.

Für Wundverbände und Spülungen ist die Calendula-Essenz (Weleda) eine sinnvolle Alternative. Die Ringelblume, lateinisch Calendula, ist wie das Johanniskraut seit Jahrtausenden in der Hautpflege vom Baby bis zum sterbenden Menschen im Einsatz. Weiterhin steht die Aesculus/Prunus comp. Essenz (WALA) zur Verfügung.

Wundverbände

Calendula-Essenz: ½ Teelöffel auf ¼ Liter abgekochtes Wasser geben, eine Kompresse in die ausgekühlte Flüssigkeit tauchen und damit die Wunde spülen bzw. die Kompresse auflegen.

Aesculus/Prunus comp. Essenz: Für Umschläge bzw. Kompressen 2–3 Teelöffel auf ¼ Liter lauwarmes Wasser verwenden. Für

Waschungen bzw. Wundspülungen 1 Esslöffel auf 1 Liter Wasser geben. Lassen Sie sich beim Anlegen von Wundverbänden vom geschulten Fachpersonal anleiten.

Weitere Maßnahmen

Solange Bewegung noch möglich und erträglich ist, unterstützt sie die Durchblutung und die Versorgung der Haut. Kleine Spaziergänge, Verrichtungen in der Wohnung usw. sind nicht nur eine willkommene Ablenkung, sondern dienen auch der Vorbeugung. Bei größerer Bewegungseinschränkung hilft eine Physiotherapeutin bzw. ein Physiotherapeut. Sie können gezielt körperliche Übungen anleiten, Hilfestellung geben oder Körperteile bewegen. Sie beugen somit nicht nur Schmerzen vor, sondern fördern auch die Hautdurchblutung.

Das richtige Lagern und häufiges Umlagern spielen eine wichtige Rolle, umso mehr, je höher die Liegezeit ist. Dazu braucht man ausreichend Kissen in verschiedenen Größen, unter anderem ein Nackenkissen zur Lagerung und Stütze des Kopfes. Eine Druckentlastung wird durch häufiges Wechseln der Lagerung erreicht, alle 2–3 Stunden unter zu Hilfenahme von Kissen, Polstern und Fellen. Geschulte Pflegekräfte zeigen Ihnen, welche Lagerungspositionen hilfreich sind. Oberstes Gebot ist dabei immer die Behaglichkeit des Sterbenden.. Er oder sie sollte trotz Vorbeugungsmaßnahmen möglichst bequem und schmerzlos liegen können. Ferner unterstützt auch eine lockere und atmungsaktive Wäsche, die leicht an- und ausziehbar ist, die Hautgesundheit.

Abwechslungsreiche Nahrung und vor allem ausreichend Trinken fördern weiterhin die Vitalität und Widerstandskraft der Haut. Jedoch steht immer das Wohlergehen über jeder Nahrungs- und Flüssigkeitsintervention.

Pflege der trockenen, juckenden oder entzündeten Haut

Die Haut wird im Laufe des Sterbeprozesses oftmals empfindlicher und zeigt sich als Spiegel des Gesamtzustandes. Die zunehmende Unterversorgung und die geringer werdende Durchblutung tun ihr Übriges. Das Unterhautfettgewebe schwindet häufig, so dass es leicht zu Flecken und Rissen kommen kann. Die Haut wird trocken, und manchmal juckt sie. Ihre Empfindlichkeit öffnet Entzündungen und Verletzungen Tür und Tor. Diese Entwicklungen lassen sich womöglich nicht vollständig vermeiden, sollten jedoch, so gut es geht, eingedämmt werden. Der fürsorgliche und behutsame Umgang mit der lebenswichtigen Körperhülle trägt entscheidend zum Gesamtwohl bei. Zudem sind pflegende Maßnahmen immer auch Zuwendung und wirken ganzheitlich.

Waschungen

Die weiter oben beschriebene Öl-Milch-Emulsion ist leicht herzustellen und hervorragend für die schonende Pflege geeignet. Die empfindliche Haut wird nicht heiß, dafür sanft gewaschen, getrocknet und beobachtet, damit einem keine oberflächlichen Veränderungen entgehen. Besonders kühlend, juckreizlindernd und hautpflegend ist die Zugabe von 2–5 Tropfen ätherischem Lavendelöl (fein) oder Rosengeranienöl in die Öl-Milch-Emulsion.

Einreibungen, Massagen und Wundbehandlung

Um Trockenheit, Jucken und Entzündungen vorzubeugen bzw. zu lindern, ist die tägliche bis mehrmals tägliche Pflege wichtig. Pflegeprodukte bei Bedarf 2–3-mal täglich dünn und möglichst auf die noch feuchte Haut auftragen. Bewährte Produkte zur Einreibung und Massage sind:

- Naturheilkundliches Johanniskrautöl (Maienfelser Naturkosmetik Manufaktur, Primavera Life) bzw. Hypericum ex herba 5 % Oleum (WALA)
- Ringelblumenöl (Primavera Life)
- Schutz-Balsam+ Nr. 43 für die empfindliche, extrem trocken-fett-arme Altershaut (Bioturm)
- Aloe Creme bei sehr trockener und juckender Haut (Maienfelser Naturkosmetik Manufaktur)

Den genannten Ölen können noch einige Tropfen ätherisches Lavendel- (fein) oder Rosengeranienöl zugesetzt werden: Jeweils 8 Tropfen ätherisches Öl auf 50 ml Öl, um den juckreizlinderen und hautpflegenden Effekt zu erhöhen.

Für entzündete Hautstellen und Wunden eignen sich u. a. folgende Salben und Cremes (Anwendung nach Packungsbeilage):

- Calendula Wundsalbe (Weleda)
- Combudoron® Salbe (Weleda) zur Nachbehandlung von Verbrennungen und bei Juckreiz
- Calcea Wund- und Heilcreme (WALA)
- Rosatum Heilsalbe (WALA)
- Echinacea/Viscum comp. Gelatum (WALA) zur Belebung der Haut und bei Strahlenschäden
- Ringelblumencreme (Maienfelser Naturkosmetik Manufaktur) bei Wunden, Entzündungen und zur Narbenpflege

Bäder

Bäder lösen Geborgenheit und Wohlgefühl aus und können Verspannungen und Schmerzen lindern. Aus diesem Grund sind sie eine willkommene Anwendung in der Pflege kranker Menschen. Voraussetzung ist der Wunsch des Betroffenen und ausreichend

Beweglichkeit, da zuhause selten ein Wannenlift zur Verfügung stehen wird. Als beruhigender, kühlender und lindernder Badezusatz kann ein Tee aus Malvenblüten oder Vogelmiere genutzt werden.

> **Badezusatz aus Malvenblüten und Vogelmiere**
> 4 Esslöffel **Malvenblüten** mit 1 Liter kaltem Wasser aufgießen, unter gelegentlichem Umrühren 1–2 Stunden ziehen lassen, abgießen und dem nicht heißen Badewasser zufügen.
> Der **Vogelmierentee** wird ebenfalls aus 4 Esslöffeln des Krauts hergestellt, allerdings mit 1 Liter kochendem Wasser überbrüht. Abgedeckt 10 Minuten ziehen lassen und schließlich durch ein Sieb in das nicht heiße Wannenbad abgießen.

Die Temperatur des Badewassers richtet sich nach dem individuellen Empfinden: Geschwächte, kranke und sterbende Menschen sind empfindlicher. Deshalb eine Badetemperatur zwischen 36 °C und 38 °C anbieten. Evtl. noch etwas kühles oder warmes Wasser zulassen, damit sich der Badende wirklich wohlfühlt. Damit die Haut nicht gereizt wird und noch mehr austrocknet, sollte die Badetemperatur keinesfalls über 40 °C liegen.

Nach dem Wannenbad die noch feuchte Haut mit den Pflegeprodukten behandeln, die Sie weiter oben unter „Einreibung, Massagen und Wundbehandlung" finden.

Wenn das Hautjucken eine größere Belastung darstellt, zu Unruhe und Schlafstörungen führt, stehen weitere Möglichkeiten zur Auswahl. Für ein juckreizlinderndes Bad wird dem Badewasser z. B. naturreiner Apfelessig zugegeben. Ebenso sind lindernde Ganzwaschungen mit Apfelessig möglich, wenn Jucken auftritt, Baden aber nicht mehr möglich ist. Nach dem juckreizlindernden Waschen wird die noch feuchte Haut mit Combudoron®Salbe, Schutz-Balsam+ Nr. 43 oder Aloe-Creme gepflegt.

Wasch- und Badezusatz aus Apfelessig
Für die Waschung 100 ml Essig auf 2 Liter warmes, nicht heißes Wasser geben. Für ein Vollbad 500 ml naturreinem Apfelessig in das wohltemperierte Bad geben.

Weitere Maßnahmen

Als hautunterstützend hat sich die Verwendung von Thymian oder wildem Thymian (Quendel) als Kräutertee und Gewürz erwiesen. Das Gewürz kann oft und regelmäßig zum Würzen der Mahlzeiten genutzt werden. Der Tee unterstützt Waschungen, Einreibungen und Bäder von innen. Besonders bei quälendem Juckreiz bietet sich eine Teemischung aus Thymian, Melisse, Lavendel, Rosenblüten und Hopfen an.

Teemischungen zur innerlichen Hautpflege
Für den Kräutertee 1 Teelöffel **Thymian** mit 1 Tasse kochendem Wasser übergießen und abgedeckt 5–7 Minuten ziehen lassen. Nach dem Abseihen durch ein Stoffsieb kann der Tee nicht zu heiß 3-mal täglich getrunken werden.
Für eine beruhigende und damit juckreizlindernde Teemischung werden jeweils 20 g von **Melisse, Lavendel, Rosenblüten und Hopfen** gemischt. Von der Kräutermischung 1 Teelöffel mit 1 Tasse kochendem Wasser überbrühen, 7–10 Minuten abgedeckt ziehen lassen, abseihen und nicht zu heiß 3-mal täglich trinken.

Bei trockener und juckender Haut können auch das Anheben der Luftfeuchtigkeit (z. B. durch das Aufstellen von mit Wasser gefüllten Gefäßen oder das Aufhängen feuchter Tücher) sowie ausreichende Flüssigkeitszufuhr hilfreich wirken. Das Aufstellen einer Duftlampe oder das Vernebeln von ätherischen Ölen trägt zum Wohlbefinden bei, wenn erheblich riechende Hautprobleme vorliegen. Die Auswahl der ätherischen Öle richtet sich nach den Vorlieben des Betroffenen. Es kann beispielsweise an Rosengeranie, Lavendel (fein und extra), Kamille blau, Zistrose, Sandelholz, Rosenholz, Pfefferminze, Teebaum und Weihrauch gedacht werden. Die Anzahl der Tropfen orientiert sich an der Raumgröße, an dem Duftempfinden und der Intensität der verwendeten Essenzen. Normalerweise werden zwischen 5 und 10 Tropfen in die Duftlampe oder den Vernebler (Inhalationsgerät) mit etwas Wasser gegeben. Entweder zum Lieblingsduft greifen oder eine Mischung aus zwei, drei oder höchstens vier der vorgeschlagenen Essenzen anfertigen. Achten Sie beim Kauf von ätherischen Ölen auf ausgesuchte Qualität, z. B. von den Firmen Primavera Life, Maienfelser Naturkosmetik Manufaktur oder Neumond.

Mundpflege, Schluckbeschwerden und Mundtrockenheit

Durch die vorangegangenen Behandlungen aufgrund der Erkrankung, durch Medikamente und den Prozess des Sterbens kommt es häufig zu Veränderungen im Mundbereich. Wunden, Entzündungen, Infektionen, Schmerzen und Trockenheit können auftreten und jede Mahlzeit belasten. Damit das Essen und Trinken angenehm bleibt, sollten Beeinträchtigungen im Mundbereich sofort behandelt werden. Noch besser ist es, ihnen vorzubeugen. Darum ist die gründliche Mundpflege nach jeder Mahlzeit eine wertvolle Unterstützung der gesunden Mundflora und dient dem Schutz vor Erkrankung. Es stehen natürliche Anwendungen zur Verfügung, die rasch und zuverlässig wirken. Nimmt die Schwäche zu, übernehmen die begleitenden Personen die Mundhygiene und -pflege. Vollwertige Nahrung und ausreichend Getränke sind wichtige Maßnahmen zum Erhalt des Wohlbefindens.

Bei Schluckbeschwerden verändern sich die Bedürfnisse bei der Ernährung und dem Vorgehen. Im Laufe des körperlichen Abschiednehmens kann die Nahrungs- und Flüssigkeitsaufnahme vollständig zum Erliegen kommen. Aus Erfahrung ist bekannt, dass ein Feuchthalten des Mund- und Rachenraums als angenehm empfunden wird.

Mundhygiene

Im Laufe der Zeit können durch die zunehmende Schwächung oder durch die fortschreitenden Veränderungen im Körper Schluckstörungen auftreten. Deshalb ist es ratsam, für die tägliche Reinigung der Zähne auf weiche Zahnbürsten mit kleinem Kopf und kurzem Stiel zu vertrauen. Passend sind nicht schäumende, natürliche Zahncremes, falls es beim Putzen zum Verschlucken kommt. Im Naturkosmetikhandel gibt es eine große Auswahl solcher Präparate. Abschließend kann mit einem Mundwasser gespült werden, z. B. Ratanhia Mundwasser (Weleda) oder Mundspülung Salbei (Dr. Hauschka med). Eine Spülung regt die natürlichen Funktionen der Mundschleimhaut und die Mundflora an und sorgt für frischen Atem ohne Geschmacksbeeinträchtigung. Spülungen kräftigen außerdem das Zahnfleisch und die Mundschleimhaut und beugen Entzündungen und Zahnfleischbluten vor. Das ist besonders bei Personen mit einem beeinträchtigten Immunsystem zu empfehlen.

Wem die Mundspülung nicht liegt bzw. wer sie aufgrund von Schluckstörungen oder Schwäche nicht mehr durchführen kann, sollte einen Balsam, z. B. Salbei Zahnfleischbalsam (Weleda) oder Mundbalsam Gel (WALA), verwenden: Nach jedem Zähneputzen 1–2 Minuten mit einer weichen Bürste oder mit dem Finger sanft in das Zahnfleisch einmassieren, gut einwirken lassen, nicht ausspülen und ca. 15 Minuten nach Anwendung nicht essen oder trinken. Balsam wie Gel übernehmen die vorbeugende Funktion der Mundspülung.

Wichtig für Prothesenträger: Zur Pflege der abgedeckten Zahn-
fleischpartien und Schleimhäute den Balsam nach jeder Reinigung
vor dem Einsetzen dünn auf die Prothese auftragen. Er ersetzt aber
keine Haftcreme.

Anfeuchten bei Trockenheit

Ein trockener Mund ist unangenehm, wird rasch wund, schmerzend
und anfällig für Entzündungen oder Pilzinfektionen. Deshalb sind
Spülungen mit Tee oder Tinktur anzuraten. Kann der pflegebedürftige
Mensch selbst noch Spülungen durchführen, haben sich Salbei- und
Kamillentee bewährt. Beide Heilpflanzen beugen Erkrankungen vor,
unterstützen die Schleimhaut und feuchten den Mund an.

Mundspülung mit Salbei und Kamille
Für den **Salbeitee** 1 Teelöffel des Krauts mit 1 Tasse heißem Wasser
übergießen, den Tee 10 Minuten abgedeckt ziehen lassen, abseihen
und auskühlen lassen. Mehrmals täglich spülen und gurgeln.
Wird der **Kamillentee** bevorzugt, dann 1–2 Teelöffel Kamillenblüten
mit 150 ml heißem Wasser überbrühen, 5–10 Minuten abgedeckt ziehen lassen, abseihen und auskühlen lassen. Mehrmals täglich spülen.

Wenn die Mund- und Rachenschleimhaut angegriffen ist und Spülungen mit Salbei oder Kamille keine Linderung verschaffen, haben
sich weitere Kräuter bewährt. Sehr wohltuend und hilfreich im Mund
sind Brennnessel- und Schafgarbentee. Beide Heilpflanzen werden wie
Salbei zu Tee verarbeitet. Brennnessel erzeugt ein sehr mildes, sam-
tiges und einhüllendes Gefühl im Mund, gerade wenn die Schleimhaut stark angegriffen ist. Die Schafgarbe kann bei Pilzbefall, z. B. Soor,
bevorzugt werden und ist ein zuverlässiges Wundheilmittel.

Als Alternative für Spülungen mit Tee kann auch mit einer Urtinktur gespült werden, z. B. mit Salvia Urtinktur oder Chamomilla Urtinktur (Ceres), jeweils 3 Tropfen auf ein Glas Wasser, Alsine Media Urtinktur (DHU) bei Mundtrockenheit, 10–20 Tropfen auf ein Glas Wasser.

Um die Speichelbildung anzuregen, greifen außerdem Maßnahmen wie das Kauen von Apfelstücken oder Brotrinde. Ist die Fähigkeit des Schluckens oder Kauens eingeschränkt, erleichtern biegsame Trinkhalme das Trinken und Feuchthalten des Mundes. Auch der Einsatz eines Schwammes zum Saugen eignet sich zu diesem Zweck. Besonders kühle Fruchtsäfte regen die Speichelbildung an und werden meist gern getrunken.

Sollte aufgrund von Schluckbeschwerden das Spülen nicht möglich sein, ist das Aufstellen einer Schale Wasser mit einer Zitronenscheibe neben dem Bett eine Alternative, die der Mundtrockenheit entgegenwirkt. Bei starker Einschränkung oder Unmöglichkeit der Nahrungs- und Flüssigkeitsaufnahme werden winzige Portionen von gefrorenem Fruchtquark oder Eis als angenehm empfunden.

Das Anfeuchten der Raumluft durch feuchte Tücher oder aufgestellte Wasserschalen sowie regelmäßiges Lüften lindern Mund- und Rachentrockenheit (mehr dazu siehe auch Kapitel „Unterstützung der Atmung" weiter unten).

Trockene Lippen können einreißen, schmerzen und sich entzünden. Zur Pflege trockener Lippen eigenen sich die Everon®-Lippenpflege (Weleda) oder Lippenpflege Repair Nr. 54 (Bioturm).

Auftupfen bei Erkrankungen

Kommt es im Mundbereich zu Entzündungen, kann der Mundbalsam flüssig (WALA) auf die entsprechenden Stellen getupft werden. Tragen Sie mit einer Pipette, einem Wattetupfer oder Wattebausch 3-mal täglich 5 Tropfen des Balsams auf. Dementsprechend kann außerdem mit der unverdünnten Salvia oder Chamomilla Urtinktur (Ceres) verfahren werden. Eine leicht anwendbare und wirksame Alternative ist die Verwendung des REPHA-OS® Mundsprays, das gleichzeitig für Mundspülungen genutzt werden kann.

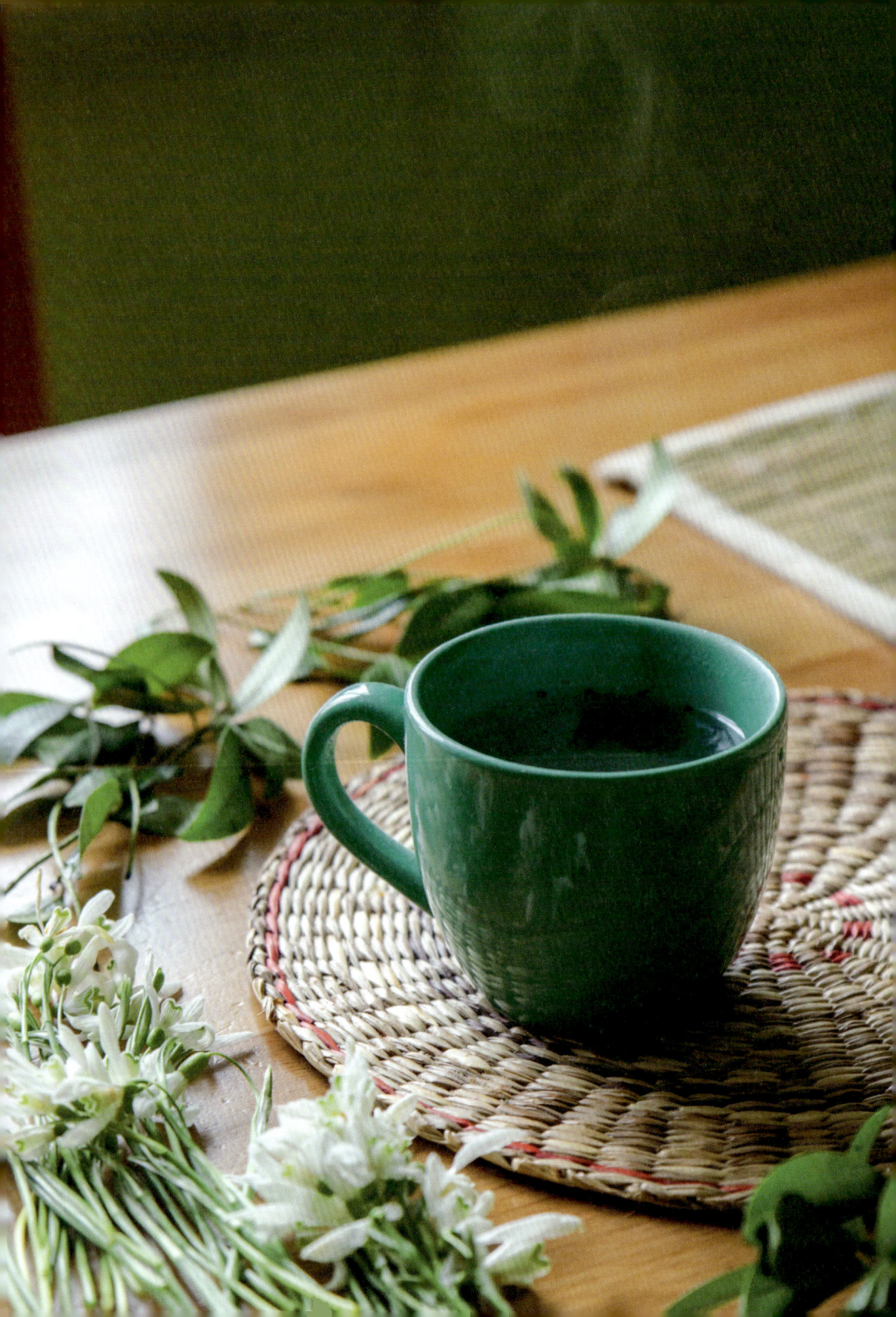

Kapitel 3:
Ernährung und Verdauung

Essen und Trinken können durch die schwere Erkrankung, den natürlichen Prozess des Sterbens und den Einfluss von Medikamenten an Bedeutung verlieren. Hinzu kommen oft Schwierigkeiten im Verdauungstrakt und Schluckbeschwerden, die einem den Appetit nehmen. Gerade bei Menschen, die wir lieben und denen wir zur Seite stehen, erfüllt uns das mit großer Sorge und Hilflosigkeit. Deshalb ist es vor dem Anraten einer gesunden und ballaststoffreichen Ernährung immer wichtiger, dass die Nahrung schmeckt und den Vorlieben und Bedürfnissen des pflegebedürftigen Menschen entspricht. Genauso gilt es, den vollkommenen Verzicht auf Speisen und Getränke zu akzeptieren, so schwer es auch fällt. Im Kapitel „Hilfreiche Berührung" finden begleitende Personen Anregungen, wie sie ihre Zuwendung und Liebe zum Ausdruck bringen können, ohne Essen und Trinken reichen zu wollen. Zur Linderung der Probleme rund um die Nahrungsaufnahme und Verdauung sind in den nächsten Kapiteln einige naturheilkundliche Möglichkeiten zusammengefasst.

Verstopfung

Verstopfung und Völlegefühl treten häufig auf, besonders unter dem Einfluss von Schmerzmitteln, von eingeschränkter Bewegung und seelischen Belastungen. Das ist unangenehm und geht auf Kosten des Wohlbefindens. Dagegen gibt es eine Reihe von hilfreichen Maßnahmen.

Flohsamen

Flohsamen sind die reifen Samen einer Wegerichart. Sie haben sich seit langem bewährt und sind einfach anzuwenden. 1 Esslöffel Flohsamen über jede Mahlzeit (3–5-mal täglich) streuen und dazu ¼ Liter Flüssigkeit trinken, z. B. Tee, Wasser, Saft, Schorle usw. Empfohlene Anbieter für Flohsamen sind Sonnentor und Jura. Dieses heilende Darmregulans sorgt zusätzlich für eine Stimmungsaufhellung.

> **Achtung!** Flohsamen nicht anwenden, wenn eine ausreichende Flüssigkeitszufuhr nicht gelingt. Die Samen und ihre Schalen quellen stark und könnten zu weiterer Verstopfung führen, wenn sie nicht mit genügend Flüssigkeit verdünnt werden.

Kräutertee

Es gibt viele Heilkräuter, die bei Verstopfung geeignet sind. Es seien hier einige erprobte erwähnt. Beachten Sie bei der Auswahl bestehende Allergien, Neigungen und den zu bewältigenden Aufwand. Gibt es bereits Vorlieben für bestimmte Teekräuter, dürfen diese natürlich vorgezogen werden.

Der Tee aus der Wegwartenwurzel wird morgens nüchtern getrunken (nicht bei Korbblütlerallergie). Dadurch wird der gesamte

Verdauungstrakt angeregt, gereinigt und gestärkt. Neueste Untersuchungen attestieren der Wegwarte beruhigende Fähigkeiten, die Psyche wird entspannt, und Stresseffekte werden reduziert.

Ein wohltuender und dienender Tee bei allen Problemen im Verdauungstrakt ist der Vier-Winde-Tee, der sich aus Kümmel, Fenchel, Koriander und Anis zu gleichen Teilen zusammensetzt. Er kann immer wieder über den Tag verteilt getrunken werden. Er bietet sich insbesondere bei Menschen an, die unter verschiedenen Verdauungsbeschwerden leiden und herbe oder bittere Tees nicht mögen.

Auch der Schafgarbentee ist beliebt und nützlich (nicht bei Korbblütlerallergie). Bei akuten und chronischen Störungen profitiert der Organismus von dieser Amara aromatica, da sie Bitterstoffe (Amara) und ätherische Öle (Aroma) enthält. Hinzu kommen ihre leberschützenden, entlastenden und den Leberstoffwechsel anregenden Eigenschaften sowie ihre harmonisierenden Wirkungen auf das mentale Befinden. Es werden Kraut und Blüten verwendet.

Kräutertees gegen Verstopfung

1 Teelöffel getrocknete und zerkleinerte **Wegwartenwurzel** mit einer Tasse kaltem Wasser ansetzen, bis zum Siedepunkt erwärmen und 5 Minuten abgedeckt leise kochen lassen. Vom Herd nehmen, noch 5 Minuten abgedeckt ziehen lassen und dann in eine Tasse oder Isolierkanne abseihen. Morgens nüchtern in kleinen Schlucken trinken.

2–3 Esslöffel **Vier-Winde-Tee-Mischung** (Kümmel, Fenchel, Koriander und Anis zu gleichen Teilen) im Mörser oder in der elektrischen Gewürzmühle zerkleinern, anschließend mit 1 Liter heißem Wasser überbrühen, 10 Minuten abgedeckt ziehen lassen und in eine Isolierkanne abseihen.

1 Teelöffel **Schafgarbenblüten** mit 1 Tasse heißem Wasser überbrühen, 7–10 Minuten abgedeckt ziehen lassen, abseihen und mit kleinen Schlucken 3-mal täglich trinken.

Heil- und Bittermittel

Die hier aufgeführten, naturheilkundlichen Medikamente fördern die Verdauung, regen nachhaltig die rhythmischen Abläufe an und kommen der Sekretion der Verdauungsdrüsen zu Hilfe. Wählen Sie eines der folgenden pflanzlichen Therapeutika aus:

- Amara-Tropfen (Weleda), ein pflanzliches Bittermittel, das Magen und Dünndarm bei Verstopfung, Völlegefühl und Übelkeit unterstützt. Die Bitterstoffe regen die Verdauung an. 10–15 Tropfen mit Wasser verdünnt 1 Stunde nach dem Essen einnehmen.
- Gentiana Magen Globuli velati (WALA), ein homöopathisches Mittel bei Blähungen, Magendruck, Völlegefühl, Übelkeit. Es fördert die Verdauung mit Bitterstoffen und entspannt Magen und Darm. 3-mal täglich 5–10 Globuli velati vor den Mahlzeiten unter der Zunge zergehen lassen.
- Solunat Nr. 19 (Soluna), ein spagyrisches Heilmittel, das den Verdauungstrakt anregt, bei Völle und Druck entspannt sowie beruhigend und harmonisierend wirkt. 3-mal täglich 5–10 Tropfen mit Wasser verdünnt vor den Mahlzeiten einnehmen.

Einreibungen

Eine Einreibung kann die Beschwerden auf angenehme Weise lindern. Dazu eignet sich das Melissenöl (WALA; **Achtung**, enthält Erdnussöl; deshalb nicht bei Nussallergikern einsetzen). Es regt auf sanfte Weise die Verdauung an, harmonisiert die natürlichen Abläufe, wirkt beruhigend und entkrampfend, so dass es bei Verstopfung, Bauchkrämpfen, Blähungen, Völle, Durchfall und Übelkeit angebracht ist. Eine Bauch- und Oberschenkeleinreibung mit diesem Öl vor den Mahlzeiten fördert die Darmtätigkeit. Gleichzeitig ist die Einreibung eine entspannende und ausgleichende Berührung.

Einreibung mit Melissenöl

Beginnen Sie mit dem Bauch. Die Einreibung kann bis auf die Oberschenkel ausgeweitet werden. Der Betroffene kann sich möglicherweise noch selbst massieren oder eben massieren lassen. Achten Sie auf langsame, im Uhrzeigersinn kreisende Bewegungen auf dem Bauch und den Oberschenkeln.

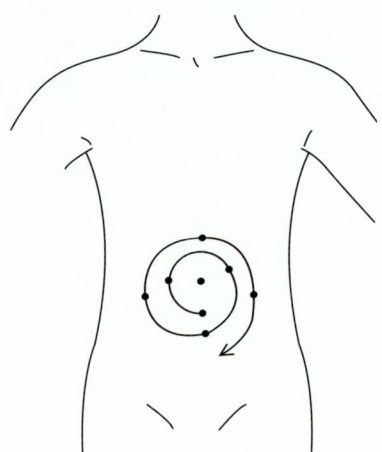

Fußbad

Fußbäder nehmen Einfluss auf den gesamten Organismus und sind einfach in der Anwendung. Es ist wohltuend und aufmerksam, wenn einem ein Fußbad bereitet wird. Voraussetzung ist die ausreichende Beweglichkeit des betroffenen Menschen. Zudem sollte es ihm Freude bereiten. Fußbäder zur Anregung der Verdauung sollten zwischen 36 °C und 38 °C warm sein und am Morgen durchgeführt werden. Es ist vollkommen ausreichend, die Füße 10 Minuten zu baden. Eine angenehme Art, wach zu werden, den Verdauungstrakt in Schwung zu bringen und den Tag zu beginnen. Der Zusatz von ätherischem Salbei- oder Zitronenöl regt die Ausscheidung an.

Verdauungsanregender Badezusatz

Geben Sie 4–6 Tropfen eines der beiden ätherischen Öle (Salbei oder Zitrone) in etwas Milch, verrühren es und geben es ins Fußbad.

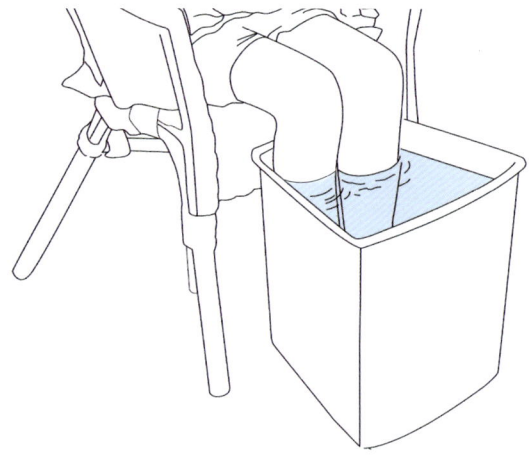

Fertige Badezusätze, die sich für dieses anregende Fußbad eignen, sind z. B. das Citrus Erfrischungsbad (Weleda), Zitronen Lemongrass Bad oder das Salbei Bad (Dr. Hauschka).

Weitere Maßnahmen

- Wenn es möglich ist, sollte ausreichend getrunken werden. Wichtig ist auch hier, dass der pflegebedürftige Mensch die Getränke mag und verträgt. Natürlich können auch Vier-Winde- und Schafgarbentee oder Pflaumensaft einbezogen werden.
- Regelmäßige Essenszeiten leisten gute Dienste bei der Unterstützung der Verdauung und Ausscheidung. Ebenfalls ist ballaststoffreiche Kost förderlich. Insbesondere Dinkelgetreide in jeglicher Form wirkt sich positiv bei allen Verdauungsproblemen aus. Auch eingeweichte Trockenpflaumen und -feigen können in die Versorgung

aufgenommen werden. Sie werden über Nacht eingeweicht, am Morgen herausgenommen, nicht ausgedrückt und am besten vor dem Frühstück auf nüchternen Magen verzehrt. Langsames Essen und gutes Kauen der eingeweichten Früchte begünstigen deren Wirkung.

- Bewegung trägt erheblich zur Anregung der Ausscheidung bei. Wenn Spaziergänge und Tätigkeiten im häuslichen Umfeld noch möglich sind, fördern sie das Allgemeinbefinden und im Speziellen die Verdauung. Dazu kann der Betroffene auch eingeladen werden. Gemeinsam macht es mehr Freude und gibt Sicherheit. Physiotherapeuten können gezielt Einfluss nehmen.

- Bei hartnäckiger Verstopfung kann schließlich ein Einlauf Erleichterung bringen. Lassen Sie sich die Anwendung von einer Pflegefachkraft zeigen.

Darmkrämpfe und Durchfall

Schmerzen und Unwohlsein verursachende Darmkrämpfe und Durchfall gehören leider nicht selten zu den Belastungen eines sterbenden Menschen. Durchfall geht mit einem Flüssigkeits- und Mineralsalzverlust im Körper einher, der mit ausreichend Getränken und dünnen Gemüsebrühen ausgeglichen werden kann. Bei starkem Flüssigkeitsverlust greifen Sie zusätzlich zu einer Elektrolytlösung, z. B. Elotrans. Einige Vorschläge zur Linderung von Darmkrämpfen und Durchfall sind im Folgenden aufgeführt.

Flohsamen

Flohsamen sind nicht nur eine bewährte Hilfe bei Verstopfung, sondern auch bei Durchfall. Sie binden Gifte und überschüssige Flüssigkeit und schützen die Schleimhäute vor Reizungen. Nebenbei dienen sie der Stimmungsaufhellung. 1 Esslöffel Flohsamen über jede Mahlzeit (3–5-mal täglich) streuen und dazu ¼ Liter Flüssigkeit trinken, z. B. Tee, Wasser, Saft, Schorle usw. Empfohlene Anbieter für Flohsamen sind Sonnentor und Jura. Die Samen und ihre Schalen quellen stark, deshalb ist eine ausreichende Flüssigkeitszufuhr unabdingbar.

Kräutertee

Der im Kapitel „Verstopfung" genannte Vier-Winde-Tee erweist sich als wohltuender und unterstützender Tee bei allen Problemen im Verdauungstrakt, so auch bei Darmkrämpfen und Durchfall. Dieser Tee ist würzig, vollmundig und mild. Dennoch wärmt und entkrampft er den Magen und Darm zuverlässig. Er kann immer wieder über den Tag verteilt getrunken werden.

Krampflindernd, beruhigend, entblähend und reizmildernd sind außerdem Kräutertees von Fenchel und Kamille. Einige Menschen fühlen sich mit diesen Kräutern angenehm an ihre Kindheit erinnert. Eine altbewährte Heilpflanze für den erkrankten Verdauungstrakt ist Nelkenwurz. So sind u. a. ihre Gerbstoffe bei Durchfall hilfreich. Der Geschmack ist eher zusammenziehend und bitter.

Teezubereitung

2–3 Esslöffel **Vier-Winde-Tee-Mischung** (Kümmel, Fenchel, Koriander und Anis zu gleichen Teilen) im Mörser oder in der elektrischen Gewürzmühle zerkleinern, anschließend mit 1 Liter heißem Wasser überbrühen, 10 Minuten abgedeckt ziehen lassen und in eine Isolierkanne abseihen.

Für den **Fencheltee** 2 bis 3 Esslöffel der Samen im Mörser oder in der elektrischen Gewürzmühle zerkleinern, anschließend mit 1 Liter heißem Wasser überbrühen, 10 Minuten abgedeckt ziehen lassen und in eine Isolierkanne abseihen. Immer wieder über den Tag verteilt trinken.

Für den **Kamillentee** 1 Esslöffel mit einer Tasse heißem Wasser übergießen, zudecken und nach 3 Minuten abseihen. 1–3 Tassen davon täglich zwischen den Mahlzeiten trinken.

Für einen Tee der **Nelkenwurz** wird die Wurzel in der Gewürzmühle oder Mörser frisch gepulvert und anschließend mit kochendem Wasser überbrüht (1 Teelöffel für eine Tasse Wasser). Abgedeckt 10 Minuten ziehen lassen, abseihen und in kleinen Schlucken trinken. Sie können auch die nicht gepulverte Wurzel mit kaltem Wasser ansetzen, zum Kochen bringen, maximal 5 Minuten kochen und sofort abseihen.

Heilmittel zur Einnahme

Damit Sie bei akuten Verdauungsstörungen auf verlässliche, naturheilkundliche Medikamente zurückgreifen können, werden im Folgenden ein paar Heilmittel vorgestellt. Wählen Sie nach der Art der Beschwerden und den Neigungen des Betroffenen:

- Birkenkohle comp. Kapseln (Weleda): Ein Kombinationsmittel aus Heilpflanzen und homöopathischen Wirksstoffen, das bei akuten Verdauungsstörungen, wie Blähungen und Durchfall, hilft. Es lindert Darmkrämpfe. 3–5-mal täglich eine Kapsel einnehmen.

- Bolus alba comp. Pulver (WALA): Ein Kombinationsmittel aus weißem Ton und Heilpflanzen, welches das sensible Verdauungssystem entkrampft und beruhigt. Wohltuend bei Durchfall und Erbrechen. 1–2 Teelöffel Bolus alba comp. Pulver in einer Tasse warmem Wasser verrühren, über den Tag verteilt zweistündlich bis stündlich schluckweise trinken.

- Absinthium Urtinktur (Ceres): Pflanzenheilkundliches Mittel, das sich bei Durchfall und Krämpfen bewährt. Es wirkt beruhigend, entkrampfend und stärkend. 3–5-mal täglich 3 Tropfen in etwas Wasser einnehmen.

Berührung, Einreibung und Massage

Eine Einreibung kann bei Darmkrämpfen und Durchfall entlastend sein. Mit dem Melissenöl (WALA; **Achtung**, enthält Erdnussöl; deshalb nicht bei Nussallergikern einsetzen) werden die Beschwerden auf angenehme Weise gelindert. Es harmonisiert die natürlichen Abläufe, wirkt beruhigend und entkrampfend. Eine Bauch- und Oberschenkeleinreibung mit diesem Öl passt vor den Mahlzeiten und bei akuten Schmerzen oder Krämpfen. Gleichzeitig ist sie eine entspannende und ausgleichende Berührung. Beginnen Sie mit dem Bauch. Die Einreibung kann bis auf die Oberschenkel ausgeweitet werden (Abbildung siehe Seite 45). Der Betroffene kann sich möglicherweise noch selbst massieren oder eben massieren lassen. Achten Sie auf langsame, im Uhrzeigersinn kreisende Bewegungen auf dem Bauch und den Oberschenkeln.

Berührung, Einreibung oder leichte Massage des Bauches mit ätherischen Ölen können die Krämpfe zusätzlich lindern, beruhigend und wohltuend wirken. Dafür eignen sich z. B. die ätherischen Öle von Römischer Kamille, Eukalyptus und Lavendel (fein und extra). Nehmen Sie 50 ml Basisöl, z. B. Oliven- oder Johanniskrautöl, und geben Sie 8 Tropfen von einem der genannten ätherischen Öle oder von einer Mischung dieser Essenzen dazu. Achten Sie beim Kauf von ätherischen Ölen auf ausgesuchte Qualität, z. B. von Primavera Life, Maienfelser Naturkosmetik Manufaktur und Neumond.

Kompressen und Auflagen

Wenn eine Berührung oder Einreibung unangenehm ist, bieten Kompressen und Auflagen eine Alternative. Bei ihnen wirkt neben den Heilpflanzen die Wärme. Sie breitet sich wohlig aus, entkrampft den Leib und lindert Schmerzen. Gerade Menschen, die eher frieren oder sich nach Wärme sehnen, sind damit gut beraten. Kompressen und

Auflagen sind leicht herzustellen und anzuwenden. Zusätzlich unterstützt der entweichende Duft der Kräuter das Wohlbefinden.

Die Kamille ist eine beliebte und altbewährte Heilpflanze, die Schmerzlinderung und Entkrampfung erzeugt. Sie vermittelt Geborgenheit, Sanftmut und Mütterlichkeit – das, was Menschen in einer herausfordernden Situation gebrauchen können.

Kamillenteekompresse

Für eine unterstützende Kamillenteekompresse zunächst einen Kamillentee herstellen: 1–2 Teelöffel Kamillenblüten mit 150 ml heißem Wasser übergießen, abdecken und nach 5–10 Minuten abseihen.

Danach ein saugfähiges Tuch in den Tee tauchen, in ein Handtuch wickeln und damit auswringen, dann in ein trockenes Zwischentuch einschlagen. Tücher auf den Bauch legen und ein Wolltuch darüberwickeln. Zusätzlich können Sie eine Wärmflasche auflegen. Kühlt die Kompresse aus, wird sie abgenommen. Danach gut zudecken und nachruhen.

Auch die Auflagen mit einem Heublumensäckchen oder -kissen sind sehr wohltuend. Sie wirken ebenfalls entkrampfend und schmerzlindernd. Zudem sind sie einfach anzuwenden, und es gibt sie fertig zu kaufen. Beim Erwärmen durchflutet der Duft von Heu den Raum. Er ist beruhigend und weckt Erinnerungen an Sommer, Kindheit und Unbeschwertheit.

Heublumensäckchen

Erhitzen Sie das Heublumensäckchen im Ofen oder in Wasserdampf, legen Sie es in ein Zwischentuch, das Sie dann auf den Bauch legen.

> Anschließend wird es mit einem Wolltuch fest umwickelt. Es bleibt so lange auf dem Bauch, wie es warm und angenehm ist.

Bei Darmkrämpfen und Durchfall kann auch die Wärmflasche Beschwerden lindern. Sie wird mit heißem Wasser gefüllt und sollte nicht direkt Hautkontakt haben. Wickeln Sie die Wärmflasche in ein Handtuch oder eine Decke, um Verbrennungen zu vermeiden.

Weitere Maßnahmen

Eine entlastende und lindernde Schonkost kann bei Darmkrämpfen und Durchfall zum Wohlbefinden beitragen. Altgedient sind die Karottensuppe aus gekochten und pürierten Möhren, fein geriebener Apfel, der mit Hilfe des enthaltenden Pektins zusätzlich unterstützend bei Durchfall wirkt, zerdrückte Banane oder auch gekochte Möhren und Kartoffeln.

Übelkeit und Appetitlosigkeit

Um andauernder oder vorübergehender Übelkeit und Appetitlosigkeit nicht hilflos ausgesetzt zu sein, hält auch für diese Leiden die Naturapotheke Heilmittel und Anwendungen bereit. Übelkeit kann das Wohlbefinden enorm einschränken, die Person schwächen und das Interesse am Leben minimieren. Fehlender Appetit klingt erst mal nicht so dramatisch, aber bei einem bereits kraftlosen Menschen kann dadurch die Lebensqualität deutlich verringert werden. Von den begleitenden Personen erfordert es Feingefühl und Kenntnis der Neigungen, um herauszufinden, ob ein Appetitmangel vorliegt oder das Interesse an Speisen und Getränken bereits ganz verloren ist. Ein unaufdringliches Nachfragen kann weiterhelfen.

Es soll auch an dieser Stelle darauf verwiesen werden, dass immer die Bedürfnisse und Wünsche des sterbenden Menschen im Vordergrund stehen.

Kräutertee

Wenn Tee in gesunden Zeiten ein beliebtes Getränk war, so eignen sich auch für den kranken und sterbenden Menschen Teezubereitungen aus Melisse, Fenchel und Kamille sowie der Vier-Winde-Tee, der sich aus Fenchel, Kümmel, Anis und Koriander zusammensetzt. Fenchel- und Kamillentee lindern Übelkeit und harmonisieren den Verdauungstrakt. Der Vier-Winde-Tee unterstützt den Verdauungstrakt und wirkt sich ebenso angenehm bei Übelkeit aus. Seine Bestandteile vermitteln ein wohliges Gefühl im Bauchraum und fördern durchaus den Appetit.

Die Melisse ist eine äußerst beliebte und schmackhafte Heilpflanze, die sich besonders bei Übelkeit bewährt hat. Gleichfalls wirkt sie harmonisierend und anregend auf die Verdauung und fördert somit den Appetit.

Teezubereitung

2–3 Esslöffel **Vier-Winde-Tee-Mischung** (Kümmel, Fenchel, Koriander und Anis zu gleichen Teilen) im Mörser oder in der elektrischen Gewürzmühle zerkleinern, anschließend mit 1 Liter heißem Wasser überbrühen, 10 Minuten abgedeckt ziehen lassen und in eine Isolierkanne abseihen.

Für den **Fencheltee** 2–3 Esslöffel der Samen im Mörser oder in der elektrischen Gewürzmühle zerkleinern, anschließend mit 1 Liter heißem Wasser überbrühen, 10 Minuten abgedeckt ziehen lassen und in eine Isolierkanne abseihen. Immer wieder über den Tag verteilt trinken.

Für den **Kamillentee** nehmen Sie 1 Esslöffel der Droge und übergießen diese mit einer Tasse heißem Wasser. Zudecken und nach 3 Minuten abseihen. 1–3 Tassen täglich zwischen den Mahlzeiten trinken.

Für den **Melissentee** nehmen Sie 1 Teelöffel Melissenkraut, überbrühen es mit einer Tasse heißem Wasser, lassen den Tee abgedeckt 7 Minuten ziehen und trinken 3-mal täglich und bei Bedarf 1 Tasse.

Heilmittel zur Einnahme

Etwas stärker in ihrer Wirkung und gerade für Nicht-Teetrinker/innen empfohlen, sind die nachfolgend aufgelisteten naturheilkundlichen Präparate.

- Die Melissa officinalis Urtinktur (Ceres) dient zur Linderung der Übelkeit und Steigerung des Appetits. 3–5-mal täglich 3 Tropfen in etwas Wasser oder Tee einnehmen.

Die vier folgenden Heilmittel dienen der Anregung und Stärkung des Verdauungstraktes sowie der Steigerung des Appetits:

- Amara-Tropfen von Weleda: 10–15 Tropfen mit Wasser verdünnt 1 Stunde nach dem Essen einnehmen.
- Gentiana Magen Globuli velati von WALA: 3-mal täglich 5–10 Globuli velati vor den Mahlzeiten unter der Zunge zergehen lassen.
- Solunat Nr. 19 von Soluna: 3-mal täglich 5–10 Tropfen mit Wasser verdünnt vor den Mahlzeiten einnehmen.

Einreibungen und Kompressen

Das hilfreiche Heilkraut Melisse gibt es obendrein als Melissenöl (WALA; **Achtung**, enthält Erdnussöl; deshalb nicht bei Nussallergikern einsetzen). Sie können es hervorragend zur Einreibung und sanften Massage des Bauches und der Oberschenkel bei Übelkeit und Appetitlosigkeit nutzen. Verwenden Sie es vor und nach den Mahlzeiten und bei Bedarf. Die Einreibung harmonisiert die natürlichen Abläufe, wirkt beruhigend, entkrampfend, fördert sanft den Appetit und lindert Übelkeit. Die genaue Anleitung mit einer Abbildung finden Sie auf Seite 45.

Auch die unter „Darmkrämpfe und Durchfall" vorgestellte Kamillenteekompresse (Seite 51) können Sie bei Übelkeit und Unwohlsein anwenden.

Weitere Maßnahmen

Essen in Gemeinschaft fördert den Appetit. Was für den gesunden Menschen gilt, passt insbesondere für den kranken und sterbenden Menschen. Zudem steigert das gemeinsame Essen Wohlbefinden und die gute Laune. Die Gemeinschaft kann des Weiteren ablenkend wirken. Überhaupt sind kleine und häufige, regelmäßige und schön hergerichtete Mahlzeiten nicht zu unterschätzen.

Ein Riechfläschchen, ein Wattebausch oder ein Zellstofftaschentuch mit wenigen Tropfen eines ätherischen Öls ist bei Attacken von Übelkeit und Appetitlosigkeit eine leicht anwendbare Unterstützung. Es kann vom Betroffenen selbst reguliert werden, wie oft und stark daran gerochen wird. Es eignen sich die ätherischen Öle von Pfefferminze, Anis, Lavendel (fein und extra), Melisse, Engelwurz, Bergamotte und Sandelholz. Selbst in der Duftlampe oder im Vernebler können diese Essenzen eine Übelkeit und Unwohlsein lindernde Raumatmosphäre schaffen. Die Anzahl der Tropfen richtet sich nach der Raumgröße, dem individuellen Duftempfinden und der Intensität der verwendeten ätherischen Öle. Normalerweise werden zwischen 5 und 10 Tropfen eines der oben genannten Öle oder einer Mischung aus höchstens vier dieser Essenzen in die Duftlampe mit etwas Wasser oder in den Vernebler gegeben. Beim Kauf der ätherischen Öle sollten Sie auf ausgesuchte Qualität achten, z. B. von Primavera Life, Maienfelser Naturkosmetik Manufaktur und Neumond.

Grundsätzlich werden ätherische Öle nicht zur dauerhaften Aromatisierung der Raumluft eingesetzt. Lüften Sie zwischendurch, und verwenden Sie die Duftöle bei Bedarf.

Kapitel 4:
Unterstützung der Atmung

Bei schwerer Krankheit und am Ende des Lebens kämpfen Menschen häufig mit Atemnot. Für eine gehemmte Atmung und Luftnot kommen mehrere Ursachen in Betracht: die Behinderung der Atmung durch eine zunehmende Schwäche der Muskulatur, durch Erkrankungen der Atemwege sowie Angst und andere seelische Gründe. Die Vorstellung, nur noch beeinträchtigt atmen zu können oder gar Luftnot zu erleiden, ist für die meisten Menschen erschreckend und auch für die Pflegenden schwer auszuhalten. Im Folgenden werden ein paar Maßnahmen empfohlen, die den Betroffenen eine Erleichterung verschaffen und den Pflegenden Halt geben können.

Grundlegende Maßnahmen

Lagerung im Bett und Zufuhr von Frischluft

Wohltuend wird bei Atembeschwerden eine aufrechtere bis sitzende Position wahrgenommen. Besonders bettlägerige Menschen sollten, wenn möglich, immer wieder eine sitzende Haltung einnehmen können, um das Abhusten zu erleichtern. Selbst in der Nacht kann eine aufrechtere Haltung angeraten sein. Verstellbare Pflegebetten oder ausreichend Kissen sind dabei hilfreich.

Es gibt auch Atemübungen, die eine Erleichterung schaffen können: Wenn der pflegebedürftige Mensch selbst dazu in der Lage ist, kann er oder sie die warmen Hände auf den Bauch oder an die unteren Rippenbögen legen, um den Atem dort hinzulenken. Weiter unten finden Sie Anleitungen zur Atemlenkung und anderen Techniken, die jeder ohne fremde Hilfe anwenden kann (Seite 71 ff.). Die begleitenden Personen können diese hilfreichen Methoden unterstützen, indem sie im ruhigen Rhythmus und bewusst tief mitatmen. Sie können unaufdringlich eine Bauchatmung animieren.

Das regelmäßige und häufige Lüften des Raumes erleichtert die Atmung in jedem Fall. Viele Menschen mit Erkrankungen der Atemwege bevorzugen dauerhaft geöffnete Fenster. **Achtung!** Der Körper sollte dabei niemals auskühlen.

„Sich Luft machen zu können", darf nicht unterschätzt werden. Ein Mensch mit erschwertem Atem sollte seine Ängste und Sorgen zum Ausdruck bringen können. Dafür bedarf es Raum, Zeit und achtsamer Hinwendung.

Mobilisierung

Ein Wechsel zwischen atmungsaktivierender, körperlicher Anstrengung und Bettruhe stimuliert die Atmung. Soweit es möglich ist, kann mit ausreichender Bewegung oder nur mit einer Änderung der Haltung die Durchblutung und Kräftigung der Atemwege unterstützt werden. Stehen und Sitzen vereinfachen das Abhusten. Bei starker Bewegungseinschränkung helfen Physiotherapeuten. Sie leiten Atemübungen an und mobilisieren den Thorax, die

Muskeln, Sehnen, Gelenke im Nacken-, Schulter-, Rücken- und Brustkorbbereich.

Flüssigkeitszufuhr

Die ausreichende Versorgung mit Flüssigkeit unterstützt das Atmen und verbessert das Abhusten. Zudem ist es eine Hilfe, um Erkrankungen der Atemwege vorzubeugen. Wenn der oder die Betroffene wenig Durst hat, bieten Sie Lieblingsgetränke an, um die Flüssigkeitszufuhr zu erleichtern. Mit zunehmender Schwäche kann das Trinken eine Belastung werden. Unter dem Kapitel „Mundpflege, Schluckbeschwerden und Mundtrockenheit" finden Sie Hinweise zur Erleichterung der Flüssigkeitszufuhr und zum Befeuchten des Mundes.

Verhalten bei Luftnot

Tritt Luftnot auf, ist es für betroffene und begleitende Personen wichtig, so ruhig wie möglich zu bleiben. Leicht gerät eine Spirale von Atemnot – Angst – noch mehr Atemnot – noch mehr Angst in Gang. Auch wenn es leichter gesagt als getan ist: Wichtig ist jetzt eine ruhige Atmung. Diese kann unterstützt werden, indem das Bett aufgerichtet und der Betroffene mit Kissen gestützt wird. Die Fenster öffnen, evtl. enge Kleidung lockern und versuchen, im Gespräch zu bleiben. Ein haushaltsüblicher Ventilator kann in Notsituationen gute Dienste leisten.

Leidet der pflegebedürftige Mensch an einer Erkrankung der Atemwege, bereiten Sie sich evtl. auf eine Luftnotsituation vor. Sprechen Sie mit dem medizinischen Fachpersonal einen Notfallplan durch und legen Sie sich eine Notfall-Rufnummer bereit.

Bei Bedarf gibt es angepasst an das Krankheitsbild ein Notfallmedikament, das in der Nähe des Krankenbettes sicher aufbewahrt wird, z. B. Plexus pulmonaris (Nervus vagus) D15 von WALA. Sind

Schmerzen die Ursache für Luftnot, gibt es Tabletten bzw. Nasensprays, die den Notfall in 5–10 Minuten aufheben und ebenfalls griffbereit liegen sollten.

Rasselatmung

Manche Menschen können in den letzten Tagen ihres Lebens nicht mehr ausreichend abhusten. Dadurch sammelt sich Schleim in den Atemwegen, der die so genannte Rasselatmung auslöst. Das hört sich beängstigend an, stellt aber in den meisten Fällen keine große Belastung für die Betroffenen dar. Hier leisten u. a. Medikamente wirksame Hilfe. Sprechen Sie dazu mit den betreuenden Medizinern. Wenn die Betroffenen in diesem Zustand Heilmittel einnehmen können, eignet sich auch Hedera helix Urtinktur (Ceres): 1–3-mal täglich mit 2–5 Tropfen in wenig Wasser langsam schlucken.

Erhöhung der Luftfeuchte und Vertiefung der Atmung

Das Anfeuchten der Luft kann einfach mit feuchten Tüchern und Wassergefäßen auf der Heizung oder in der Nähe des Bettes erfolgen. Um eine tiefere Atmung zu fördern, können Sie dem Wasser, bevor Sie das Tuch tränken oder die Gefäße im Zimmer aufstellen, einen Schuss der folgenden Badezusätze zugeben, z. B. Edeltannen Erholungsbad und Lavendel Entspannungsbad (Weleda), Wind und Wetter Bad und Moor Lavendel Bad (Dr. Hauschka). Lassen Sie die individuellen Geruchsvorlieben entscheiden, welchen Badezusatz Sie verwenden.

Auch passende ätherische Öle helfen, die Einatmung zu vertiefen. Zusätzlich stärken sie die Atemwege, wirken entzündungshemmend oder beruhigend. Zudem desinfizieren sie die Raumluft, was bei Atemwegserkrankungen eine sinnvolle Unterstützung darstellt. Auch bei der Wahl der ätherischen Öle entscheiden die individuellen Vorlieben. Die Anzahl der Tropfen orientiert sich an der Raumgröße, dem Duftempfinden und der Intensität der verwendeten Essenzen. Normalerweise werden 5–10 Tropfen in ein Gefäß mit Wasser getropft, dann kurz umgerührt. Als Gefäße eignen sich Schüsseln oder Töpfe, die sicher stehen. In der kalten Jahreszeit können sie nahe der Heizung oder auf der Heizung aufgestellt werden. Außerhalb der Heizperiode darf das Gefäß in der Nähe des Sessels oder Bettes platziert werden, auf bzw. in dem sich der Betroffene häufig aufhält. Zur Befeuchtung der Raumluft eignen sich z.B. ein Lappen, ein Handtuch, ein Geschirrtuch und Ähnliches. Es wird in das mit ätherischem Öl versetzte Wasser eingetaucht, ausgewrungen und auch in der Nähe des Bettes oder Sessels aufgehängt. Zur Raumbeduftung bei Atemnot eignen sich die ätherischen Öle von Tanne bzw. Weißtanne, Kiefer bzw. Latschenkiefer, Lavendel (fein und extra), Eukalyptus, Muskatellersalbei, Melisse, Zitrone und Weihrauch.

Zur Minderung der verständlichen Angst kann zusätzlich ein ätherisches Öl wie Bergamotte, Orange, Sandelholz, Zirbelkiefer oder Rosengeranie verwendet werden. Sie können aus zwei bis höchstens vier Ölen eine individuelle Mischung herstellen und von dieser dann ca. 5–10 Tropfen benutzen. Bitte darauf achten, dass die Beduftung nur ab und zu, höchstens eine Stunde und in akuten Phasen erfolgt. Beim Kauf der duftenden Essenzen sollte man auf ausgesuchte Qualität achten, z.B. von Primavera Life, Maienfelser Naturkosmetik Manufaktur und Neumond.

Eine weitere einfache Möglichkeit, die Atmung zu beruhigen und zu vertiefen, ist das Lunasol Raumspray (Lunasol Kosmetik). Es zeichnet sich durch eine leichte Anwendung aus: zur Förderung der Atmung und Aromatisierung der Raumluft mehrmals täglich

2–4 Sprühstöße im Raum verteilen. Auf das Kopfkissen gesprüht, nützt es auch einem erholsamen Schlaf.

Atemstimulierende Einreibung

Die atemstimulierende Einreibung hat eine mehrfach nachgewiesene therapeutische und das Wohlbefinden steigernde Wirkung. Sie ist leicht erlern- und durchführbar, fördert die Atmung bzw. die Vertiefung der Atmung, die Entspannung und das Einschlafen, wirkt beruhigend und orientierend. Die atemstimulierende Einreibung ist eine wohltuende Anwendung zur Vorbeugung von Lungenentzündung und anderen Erkrankungen der Atemwege. Allerdings braucht man etwas Zeit und Ruhe: Es werden mindestens 5–10 Minuten pro Anwendung benötigt, wenn sich Erfolg einstellen soll.

Durchführung

Behandelt wird der Rücken. Der Patient kann sitzen, auf dem Bauch, der Seite oder in der 135°-Lage (siehe Abbildung) liegen. Voraussetzung sind Ruhe und Ungestörtheit im Raum sowie Konzentration auf das Tun.

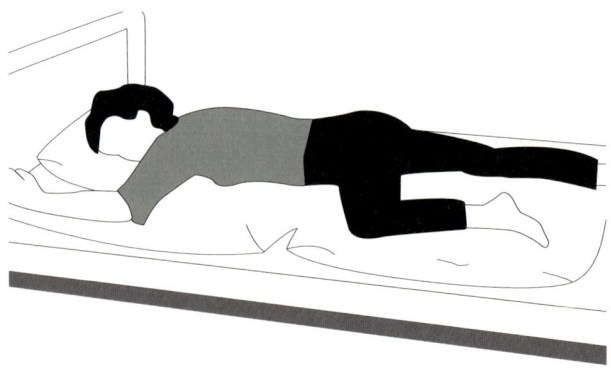

Die atemstimulierende Einreibung kann auf der Kleidung oder auf der entkleideten Haut durchgeführt werden. Ist der Oberkörper entkleidet, kann je nach Vorliebe des Pflegebedürftigen ein Massageöl oder eine Lotion zuhilfe genommen werden. Geeignet sind, z. B.

- Lavendel Entspannungsöl (Weleda): Der Duft von Lavendel ist nach wie vor sehr beliebt.
- Mandel Johanniskraut Pflegeöl (Dr. Hauschka): Der Mandelduft ist dezent und süßlich.
- Lavendel Lotion (Maienfelser Naturkosmetik Manufaktur): Ein beliebter Lavendelduft
- Lavendel Sandelholz Körperbalsam (Dr. Hauschka): Kombiniert den Duft von Lavendel mit Sandelholz
- Sanddorn Reichhaltige Pflegelotion (Weleda): Dezenter fruchtiger Duft

Atemstimulierende Einreibung

- Öl oder Lotion (nur beim entkleideten Oberkörper) werden zunächst in der Hand (bitte Schmuck ablegen und keine Handschuhe tragen) angewärmt. Auch der Raum sollte ausreichend warm sein. Die Einreibung beginnt mit der Verteilung des Öls oder der Lotion auf dem Rücken.
- Die Einreibung wird auf beiden Seiten der Wirbelsäule von den Schultern abwärts Richtung Steiß durchgeführt.
- Die durchführende Person atmet selbst ruhig und gleichmäßig.
- Die eigentlichen atemstimulierenden Bewegungen starten am Nacken: Die Hände vollführen rechts und links neben der Wirbelsäule kreisende Bewegungen.
- Druck wird besonders mit den angelegten Daumen und Zeigefingern ausgeübt, während die Hand neben der Wirbelsäule entlanggeht. Damit die Rippen einen Reiz erhalten, sich nach oben und vorn zu heben, wird deutlich weniger Druck auf die äußere

Handkante verlagert, wenn die Hand zur Außenseite des Brustkorbes gleitet. Ohne Druck wird ein Kreis geschlossen.

- Die nächste Kreisbewegung wird etwas tiefer angesiedelt. Beim unteren Teil des Brustkorbes angelangt, werden die Hände nacheinan-
der wieder nach oben zum Nacken gebracht und ein neuer Zyklus
begonnen.

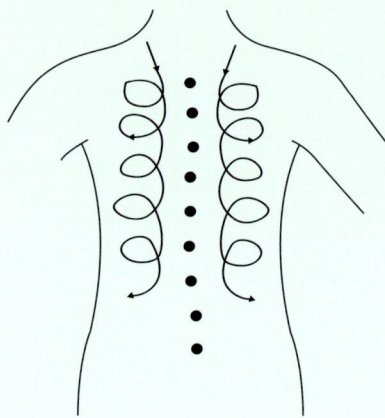

- Die Handgriffe erfolgen immer in der gleichen Reihenfolge. Dabei
wird der Körperkontakt mit den Händen nicht unterbrochen, eine
Hand bleibt immer auf dem Körper (versetzter oder verzögerter
Handwechsel).
- Es ist auf ein ruhiges und gleichmäßiges Tempo zu achten. Im besten
Fall wird die Einreibung an die Atmung des Patienten angepasst:
Während der Ausatmung werden die Hände entlang der Wirbelsäu-
le nach unten und zur Seite geführt. Während der Einatmung gleiten
die Hände nach oben und zur Mitte.
- Eine Behandlung umfasst 5–8 Zyklen.
- Durch ein deutliches Ausstreichen vom Nacken zum Steiß wird das
Ende der Behandlung signalisiert.

Sehr anschaulich sind auch Tutorials, wie man sie im Internet, z. B. auf Youtube, findet.

Zusatz von ätherischen Ölen

Die ätherischen Öle von Tanne bzw. Weißtanne, Kiefer bzw. Latschen-kiefer, Lavendel (fein und extra), Eukalyptus, Muskatellersalbei, Me-lisse, Zitrone und Weihrauch können ergänzend für die atemstimulie-rende Einreibung eingesetzt werden.

> **Öl und Lotion mit ätherischen Ölen**
>
> Sie nehmen 50 ml Öl, z. B. Oliven- oder Johanniskrautöl, oder Lo-tion, wie die oben erwähnten Pflegelotionen, und geben 8 Tropfen des ausgewählten ätherischen Öls oder Ihrer Ölmischung hinzu. Ver-mengen Sie die ätherischen Öle mit dem Öl oder der Lotion, lassen Sie die Verbindung in den Händen anwärmen, und dann kann die atemstimulierende Einreibung damit beginnen.

Selbstverständlich können Sie diese Verbindung von Öl oder Lotion mit ätherischem Öl genauso für die einfache Einreibung der Brust und des Rückens verwenden, wie sie im nächsten Kapitel beschrieben werden.

Brust-Rückeneinreibungen

Das Einreiben der Brust, der Seiten und des Rückens mit einem na-turheilkundlichen Balsam oder ätherischen Essenzen wirkt wohl-tuend und zuwendend. Einreibungen unterstützen die Atemwege, indem sie die Atmung vertiefen. Sie wirken beruhigend und ent-zündungshemmend, erleichtern das Abhusten, mildern den Hus-tenreiz und verleihen gleichzeitig eine schützende Hülle.

Ein geeigneter naturheilkundlicher Balsam ist der Plantago Bronchialbalsam (WALA). Bei akuten Beschwerden 1–2-mal täglich anwenden, ansonsten mehrmals wöchentlich.

Folgende ätherische Öle können Sie für Einreibungen der Brust, Seiten und des Rückens nutzen: Tanne bzw. Weißtanne, Kiefer bzw. Latschenkiefer, Lavendel (fein und extra), Eukalyptus, Muskatellersalbei, Melisse, Zitrone und Weihrauch. Zur Minderung der Angst kann zusätzlich ein ätherisches Öl wie Bergamotte, Muskatellersalbei, Orange, Sandelholz, Zirbelkiefer und Rosengeranie verwendet werden. Sie können sich aus zwei bis höchstens vier Ölen eine individuelle Mischung herstellen und von dieser dann 8 Tropfen in 50 ml Öl, z. B. Oliven- oder Johanniskrautöl, oder Lotion, z. B. Lavendel Lotion (Maienfelser Naturkosmetik Manufaktur), Körperbalsam Lavendel Sandelholz (Dr. Hauschka) und Sanddorn Reichhaltige Pflegelotion (Weleda), geben. Vermengen Sie die ätherischen Öle mit dem Öl oder der Lotion und lassen Sie die Verbindung vor der Einreibung in den Händen anwärmen. Beim Kauf der duftenden Essenzen sollten Sie auf ausgesuchte Qualität achten, z. B. von Primavera Life, Maienfelser Naturkosmetik Manufaktur und Neumond.

Wickel und Auflagen

Wickel und Auflagen helfen, Symptome zu lindern und unterstützen das Zur-Ruhe-kommen. Für das Anlegen eines Wickels ist ein wenig Übung nötig, Auflagen sind einfacher in der Anwendung. Während der Anwendungen liegt der Betroffene im Bett, die Umgebungstemperatur sollte warm sein. Signalisiert sie oder er während der Anwendung Unbehagen, werden Wickel oder Auflage sofort abgenommen.

Eine praktische Variante sind die vorgefertigten SchlafschönWickel Rose und Lavendel von Wachswerk. Fast im Handumdrehen ist mit ihnen ein Wickel angelegt, der Wärme und Zuwendung vermittelt und den ruhigen Schlaf fördert. Sie kombinieren wohltuende ätherische Öle mit Bienenwachs und echter Wolle. Zur Linderung von Atembeschwerden eignet sich so auch der vorgefertigte HustenBrustWickel Thymian 0,5% von Wachswerk (Anwendung nach Packungsbeilage).

Lavendel-Brustauflage

Eine bewährte Brustauflage erfolgt mit Lavendelöl 10% von Weleda. Ein dünnes Innentuch, z.B. ein Baumwolltuch, mit ca. 4–8 Tropfen beträufeln, das Tuch erwärmen und auf den Brustkorb legen. Darüber ein oder zwei größere Tücher anordnen, z.B. ein Wolltuch oder dickeres Frottiertuch. Anschließend zudecken und 10–20 Minuten mit dieser Auflage ruhen, beispielsweise vor dem Schlafen gehen.

Dampfbad und Inhalation

Inhalationen und Dampfbäder mit ätherischen Ölen oder Kräutern können ebenfalls als unterstützende Maßnahmen bei erschwerter Atmung eingesetzt werden.

Achtung!
Bitte keine Dampfbäder bei asthmaerkrankten Menschen durchführen. Sie könnten Asthmaanfälle auslösen.

Dampfbad
Das Dampfbad kennen viele Menschen noch aus ihren Kindertagen und verbinden es mit liebevoller Zuwendung. Die Handhabung setzt

beim Betroffenen eine ausreichende Beweglichkeit und einen sicheren Umgang mit heißem Wasser voraus.

Folgende Öle eignen sich: Tanne bzw. Weißtanne, Kiefer bzw. Latschenkiefer, Lavendel (fein und extra), Eukalyptus, Muskatellersalbei, Melisse, Zitrone und Weihrauch. Zur Minderung der Angst kann zusätzlich ein ätherisches Öl wie Bergamotte, Muskatellersalbei, Orange, Sandelholz, Zirbelkiefer und Rosengeranie verwendet werden. Sie können sich auch aus zwei bis höchstens vier Ölen eine individuelle Mischung herstellen und von dieser dann 3–5 Tropfen in das heiße Wasser geben. Beim Kauf der duftenden Essenzen sollten Sie auf ausgesuchte Qualität achten, z. B. von Primavera Life, Maienfelser Naturkosmetik Manufaktur und Neumond.

Alternativ zu den ätherischen Ölen können Sie 1–2 Händevoll getrocknete Kräuter für das Dampfbad benutzen. Huflattich, Thymian, Gundermann, Königskerze, Lavendel, Muskatellersalbei oder Kamille eignen sich dafür. Wer diese Kräuter frisch zur Verfügung hat, kann davon 2–3 Händevoll verwenden.

Dampfbad

Für ein Dampfbad in eine große Schüssel mit heißem Wasser einige Tropfen ätherisches Öl geben (ca. 3–5 Tropfen, je nach Intensität der Essenz). Mit dem Gesicht über die Schüssel beugen und Kopf und Schüssel mit einem großen Handtuch oder einem Laken abdecken. Die Kräuterdämpfe tief und ruhig einatmen und unter dem Tuch bis zu 10 Minuten verweilen. Danach hinlegen und eine viertel bis halbe Stunde nachruhen.

Trockene Inhalation

Für weniger bewegliche wie auch asthmatische Menschen ist die trockene Inhalation passender und zudem einfacher handhabbar.

Trockene Inhalation

Ein Taschentuch mit 3–6 Tropfen ätherischem Öl befeuchten, vor die Nase halten und tief einatmen. Sie können auch für die trockene Inhalation die ätherischen Öle von Tanne bzw. Weißtanne, Kiefer bzw. Latschenkiefer, Lavendel (fein und extra), Eukalyptus, Muskatellersalbei, Melisse, Zitrone und Weihrauch verwenden. Zur Minderung der Angst kann zusätzlich ein ätherisches Öl wie Bergamotte, Muskatellersalbei, Orange, Sandelholz, Zirbelkiefer und Rosengeranie verwendet werden. Dabei kann der Betroffene selbst bestimmen, wie intensiv, lange und oft sie oder er am Taschentuch riechen möchte.

Heilkräuter

Heilkräuter können schleimlösend und auswurffördernd, reiz- und schmerzlindernd, beruhigend und entkrampfend wirken. Aus diesem Grund kann ein Heiltee auch die Atmung unterstützen. Mit den hilfreichen Kräutern nimmt man wärmende Flüssigkeit zu sich, die das Atmen zusätzlich erleichtert. Für diejenigen, die keinen Tee trinken mögen, sind auch Heilmittel wie eine Urtinktur, in etwas Wasser gelöst, verfügbar. Das schluckweise Trinken von Tee oder gelöstem Heilmittel lindert trockenen Reizhusten, weil die Schleimhaut immer wieder benetzt wird.

Die Naturheilkunde kennt eine große Anzahl hilfreicher Pflanzen, von denen hier einige besonders bewährte aufgeführt werden.

Huflattichtee erleichtert, morgens nüchtern mit Honig getrunken, das Abhusten (nicht bei Korbblütlerallergie) und zählt zu den besten Heilmitteln bei trockenem Reizhusten. Im weiteren Tagesverlauf kann immer wieder eine Tasse dieses hilfreichen Kräutertees getrunken werden.

Eine weitere Kräutermischung geht auf die Empfehlung von Hildegard von Bingen zurück und kombiniert Königskerzenblüten und Fenchelsamen. Die Mischung ist wohltuend für die Bronchien und zusätzlich beruhigend, stimmungsaufhellend und krampflösend.

Ein äußerst potentes Heilkraut für die Atemwege ist der Spitzwegerich. Aufgrund der günstigen Zusammensetzung seiner Inhaltsstoffe wirkt er u. a. hustenhemmend, reizmildernd und schmerzlindernd. Er ist daher bei Reizhusten und Asthma gut geeignet.

Teeherstellung

1 Teelöffel getrocknete **Huflattichblätter** mit einer Tasse heißem Wasser übergießen und 10 Minuten abgedeckt ziehen lassen. Nach dem Abseihen in kleinen Schlucken ohne oder mit echtem Bienenhonig trinken.

Königskerzenblüten und Fenchelsamen in gleichen Teilen mischen. 1 Teelöffel der Mischung mörsern oder in der elektrischen Gewürzmühle mahlen, mit einer Tasse heißem Wasser übergießen, 10 Minuten bedeckt ziehen lassen und durch ein feines Teesieb abgießen (am besten ein feines Stoffteesieb oder Papierfilter verwenden).

1 Teelöffel **Spitzwegerichkraut** mit 1 Tasse heißem Wasser überbrühen, 7–10 Minuten abgedeckt ziehen lassen, abseihen und mit kleinen Schlucken mehrmals täglich trinken.

Sie können alle genannten Kräuter kombinieren und gemörsert mit heißem Wasser überbrühen. Wichtig ist das feine Filtern, wenn die Königskerzenblüten dabei sind.

Wer nicht gerne Tee trinkt, kann auf Frischpflanzenpresssäfte (z. B. von Schoenenberger) sowohl von Huflattich als auch von Spitzwegerich zurückgreifen: 3-mal täglich vor den Mahlzeiten 10 ml Presssaft unverdünnt oder mit etwas Flüssigkeit einnehmen.

Hedera comp. (Ceres) vereint die wohltuenden Eigenschaften mehrerer Heilkräuter und kann nach Bedarf bis 5-mal täglich mit 1–3 Tropfen in wenig Wasser eingenommen werden. Auch der Spitzwegerich als Urtinktur (Plantago lanceolata Urtinktur, Ceres) wäre eine Alternative zu Tee: 1–3-mal täglich 2–5 Tropfen in wenig Wasser einnehmen. Eine passende Urtinktur, die der Atmung zuhilfe kommt und auch bei schweren und zehrenden Krankheiten Linderung verschafft, finden wir in der Gundelrebe-Urtinktur (Glechoma hederacea Urtinktur, Ceres): 1–3-mal täglich 3–5 Tropfen in wenig Wasser einnehmen.

Atemübungen

Atemübungen können jederzeit und von jedem Menschen durchgeführt werden. Sie sind meistens sehr einfach, bedürfen keiner Hilfsmittel und verursachen keine Kosten. Dafür sind sie eine wertvolle Unterstützung in der Gesunderhaltung oder zur Pflege, weil sie die Versorgung des Körpers mit Sauerstoff verbessern, Atemerkrankungen vorbeugen oder lindern sowie Entspannung, Beruhigung und Sammlung fördern. Begleitende Personen, die die Atemübungen anleiten und dezent animieren, atmen im selben Rhythmus mit. Der Betroffene kann sich an der anleitenden Person orientieren.

Die Atemlenkung ist eine einfache und doch verblüffend hilfreiche Maßnahme, bei der die Atmung in den Bauchraum gelenkt wird.

Wenn man dabei die Augen geschlossen hält, werden die Konzentration und das Spüren des Körpers vertieft.

Atemlenkung

Im Liegen, Sitzen oder Stehen eine entspannte Haltung einnehmen und auf die Atmung konzentrieren. Langsam und tief in den Bauch und in den unteren Rücken atmen.

Wenn es möglich ist, durch die Nase ein- und durch den leicht geöffneten Mund wieder ausatmen. Dabei das Einströmen der Luft wahrnehmen und verfolgen, wie sich die Bauchdecke bei der Einatmung hebt und bei der Ausatmung senkt.

Zur Verstärkung der Wahrnehmung eine Hand auf den Bauch legen. Ruhig und gleichmäßig in den Bauch atmen, ohne sich anzustrengen. Mit der Achtsamkeit beim Atem und bei der Hand bleiben, die sich mit der Bauchdecke hebt und senkt.

Eine Variante der Atemlenkung

Wenn möglich, langsam durch die Nase einatmen, und ebenso ruhig durch die Nase ausatmen. Dabei an ein zweisilbiges Wort wie „Ruhe", „Frieden" oder „Liebe" denken. Beim Einatmen an die erste Silbe, beim Ausatmen an die zweite Silbe denken und darauf achten, wo der Atem hinfließt, ob eher in den Bauch oder weiter oben in die Brust. Den Atem sanft in den Bauch lenken. Dazu kann wieder eine Hand auf den Bauch gelegt werden.

Eine andere Atemübung ist die **Hauchatmung**. Mit ihr bekommt man einen tiefen und ruhigen Atemrhythmus.

Hauchatmung

Langsam in die Handfläche hauchen, als wollte man sie anfeuchten, und durch die Nase einatmen. Diese Übung wiederholen, bis die Hand ganz warm geworden ist.

Um die Durchblutung und Belüftung im Lungen- und Bronchienbereich anzuregen, empfiehlt sich die **Klopfübung**.

Klopfübung

Mit lockeren Fäusten von allen Seiten auf den eigenen Brustkorb leicht klopfen, soweit es geht. Die Betroffenen können sich auch sacht dabei unterstützen lassen. Dazu werden mit der Ausatmung laut verschiedene Vokale: A .... O.... U .... I .... E .... gesummt oder gesungen. Mit dem Verklingen des Tones die Arme einfach hängen und die Einatmung geschehen lassen. Mit der nächsten Ausatmung wieder einen Vokal formen und laut summen oder singen.

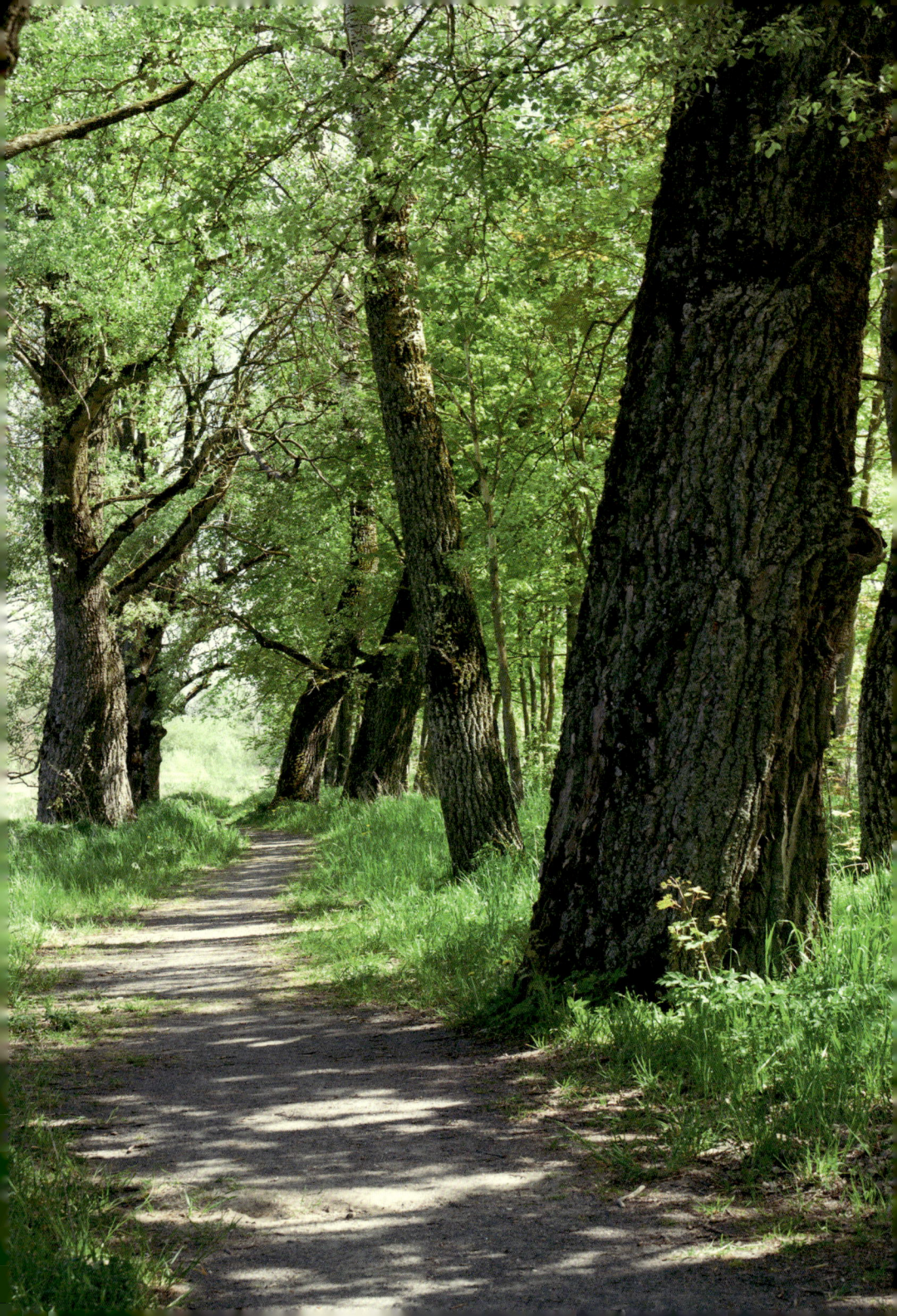

Kapitel 5:
Umgang mit Schmerzen

Als Beitrag zur modernen, konventionellen Schmerztherapie gibt es naturheilkundliche Methoden. Sie fördern die körpereigenen Kräfte, lindern Nebenwirkungen und erhöhen, neben der tatsächlichen Schmerzlinderung, das Wohlbefinden. Im Folgenden werden sowohl die Misteltherapie zur begleitenden Schmerzbehandlung bei Tumorleiden, als auch ergänzende Verfahren zur allgemeinen Schmerzlinderung vorgestellt.

Mistelpräparate bei Tumorerkrankungen

Die Mistel gehört zu den am besten und umfangreichsten untersuchten Arzneimitteln in der naturheilkundlichen Krebsbehandlung. Seit Beginn des vergangenen Jahrhunderts werden Mistelextrakte bei Krebserkrankungen als ergänzende Hilfe eingesetzt. Während der Misteltherapie erleben die meisten Menschen eine baldige Erholung des Allgemeinbefindens, auch Schlaf, Appetit und Leistungsfähigkeit bessern sich. Tumorbedingte Schmerzen können gelindert, das Immunsystem gestärkt und die Nebenwirkungen von Chemo- und

Strahlentherapie reduziert werden. Selbst die Psyche wird positiv beeinflusst.

Der Mistelextrakt wird vom Arzt, dem geschultem Personal oder den Patienten selbst unter die Haut gespritzt. Man kann jederzeit mit einer Misteltherapie beginnen, zum Anfang der Tumorerkrankung, mittendrin oder dann, wenn die Behandlung abgeschlossen ist. Die Kosten für die Misteltherapie werden von den Krankenkassen übernommen, wenn eine palliative Situation vorliegt, das heißt, wenn die Erkrankung schon weiter fortgeschritten ist und die Maßnahme der Linderung dient.

Anwendungen zur allgemeinen Schmerzlinderung

Zusätzlich zur Schmerztherapie können bei Bedarf oder bei nicht tumorbedingten Leiden naturheilkundliche Mittel eingesetzt werden. Manchem hilft es auch, selbst etwas tun zu können, um den Schmerzen nicht hilflos ausgeliefert zu sein. Bei Bedarf einen heißen Wickel anzulegen, die schmerzenden Knochen vorsichtig einzureiben und ein schmerzlinderndes Lieblingsaroma in die Duftlampe zu träufeln, ist ein Akt der Fürsorge und der Selbstfürsorge und schenkt Geborgenheit.

Mittel aus der anthroposophischen Medizin
- Aconit Schmerzöl (WALA) hat sich besonders bei kalten, steifen und schmerzenden Gelenken bewährt. Sollte der Betroffene unter quälenden Verspannungen, Rücken-, Schultern- und Nackenschmerzen leiden, versuchen Sie es ebenfalls. Es kann als Einreibung oder Wickel angewendet werden. Bei Überempfindlichkeit gegen Kampfer und Erdnussöl sollte es nicht gebraucht werden.

- Von WALA gibt es Solum als Öl, Salbe, Bad, Globuli velati und Injektion. All diese Mittel enthalten Extrakte aus Hochmoortorf, die die Wärmeorganisation anregen und Schmerzen lindern, z. B. bei Erkrankungen des rheumatischen Formenkreises, Wetterfühligkeit, Wirbelsäulensyndromen, Nervenschmerzen (Neuralgien) und chronischen Schmerzen. Öl, Bad und Salbe werden äußerlich eingesetzt. Zur Unterstützung können Globuli velati eingenommen werden: 1–3-mal täglich 5–10 Solum Globuli velati, bei starken Schmerzen bis zu 30 Globuli unter der Zunge zergehen lassen. Die Injektion nehmen das geschulte Personal oder der Patient selbst vor: 2–3-mal wöchentlich bis 1-mal täglich 1 ml subkutan spritzen.

Auflagen

Dinkel- und Heublumenauflage

Im Ofen oder Wasserbad erhitzte Dinkel- und Heublumenkissen wirken entspannend, deutlich schmerzlindernd und entkrampfend. Sie erwärmen und durchbluten das Gewebe. Zudem sind sie einfach in der Anwendung und wohltuend. Darauf achten, dass zum Schutz vor Verbrennungen zwischen dem heißen Kissen und der Haut ein Handtuch liegt. Auch ein Heublumenbad kann unterstützend gegen Schmerzen wirken: Eine Handvoll Heublumen mit 1 Liter Wasser überbrühen, 10 Minuten ziehen lassen und abgeseiht in das Badewasser geben. Heublumen kann man in der Apotheke oder dem Reformhaus kaufen.

Heiße Ingwerauflage

Eine Ingwerauflage fördert die Durchblutung, wirkt schmerzlindernd und schenkt eine tiefe, langanhaltende Wärme. Insbesondere krampfartige Schmerzen, Muskelverspannungen, Gelenkschmerzen und Schmerzen, die sich bei Wärme bessern, profitieren von ihr.

Heiße Ingwerauflage

5 Esslöffel frisch geriebene Ingwerwurzel mit 1 Liter kochendem Wasser überbrühen, 10 Minuten abgedeckt ziehen lassen und abseihen. Ein Außentuch aus Wolle, z. B. Wollschal, auf der Höhe des schmerzenden Bereiches im Bett ausbreiten. Mit einer Wärmeflasche das Außentuch und die Bettdecke vorwärmen.

Das Innentuch, z. B. ein Geschirrtuch, der Länge nach 3–4-fach falten, bis eine Größe von etwa 15 x 40 cm entsteht. Es wird von den Seiten her bis zur Mitte aufgerollt und in ein etwas größeres Tuch zum Auswringen gewickelt. Haushaltshandschuhe anziehen, die Enden des Wringtuches in die Hand nehmen und das Innentuch in den heißen Ingweraufguss tauchen. Dann mit Hilfe des Wringtuches gut auswringen.

Je trockner das Innentuch ist, desto heißer wird es von der Haut vertragen und die Wärme länger gehalten. Das getränkte Innentuch wird erst ausgepackt, wenn die Temperatur auszuhalten ist. Dazu kann man die Temperatur an der Innenseite des Handgelenkes testen, oder die Haut im Auflagenbereich vorsichtig mit der heißen Rolle betupfen. Danach das Innentuch entrollen, aber längsgefaltet lassen und auf die schmerzende Stelle legen. Ist es noch zu heiß, wieder abnehmen und einige Sekunden warten. Ist die Hitze erträglich, das Innentuch glattziehen und sofort die überstehenden Enden des Außentuches von links und rechts übereinanderschlagen. Auch dieses Tuch soll gut anliegen, damit keine Kältebrücken entstehen.

Gut zudecken und die Wärmeflasche als weitere Wärmequelle nutzen.

Die Ingwerauflage kann aufliegen, so lange sie als angenehm empfunden wird, höchstens 20–30 Minuten.

Abschließend die Auflage entfernen, den Bereich abtrocknen und mit Johanniskrautöl sanft einreiben.

Urtinkturen und homöopathisches Mittel

Erprobte Hilfe bieten des Weiteren die folgenden Urtinkturen von Ceres. 2-mal täglich 2–4 Tropfen in etwas Wasser oder Tee einnehmen:

- Lavandula Urtinktur: Bei diffusen, schwer lokalisierbaren Schmerzen, bei denen Nervosität und Magenschwäche im Vordergrund stehen; für Menschen, die der inneren Reinigung bedürfen, z. B. nach Chemotherapie.
- Valeriana Urtinktur: Allgemein bei Nervenschmerzen, die sich durch Bewegung bessern; bei Schwerkranken äußern sich solche Schmerzen oft mit großer Unruhe, Überempfindlichkeit aller Sinne, ruckartigen Gliederschmerzen und Einschlafstörungen.
- Chamomilla Urtinktur: Bei sehr heftigen, kolikartigen Schmerzzuständen der Verdauungsorgane.
- Mentha piperita Urtinktur: Bei krampfartigen Beschwerden im Magen-Darmbereich und der Gallenblase.
- Petasites D6: Bei allen kolikartigen Krämpfen der Verdauungs- und Atemorgane und Menstruationsbeschwerden.

Wer sich zu den Edel- bzw. Heilsteinen hingezogen fühlt, kann Hildegard von Bingens Rezept bei Schmerzen ausprobieren. Sie empfiehlt, den Saphir in den Mund zu nehmen. Da es sich um eine preiswerte und ungefährliche Methode handelt, schadet der Versuch sicherlich nicht. Sind die Schmerzen mit Ungeduld oder Zorn gekoppelt, passt der Saphir besonders gut.

Schmerzstillende, ätherische Öle

Die ätherischen Öle von Lavendel, Majoran, Weihrauch, Rosengeranie, Bergamotte, Römische Kamille und Neroli wirken allgemein schmerzstillend, entkrampfend und beruhigend. Zusätzlich sorgen sie für einen angenehmen Duft und ein positives Lebensgefühl. Sie zeigen in Verbindung mit einer Einreibung oder Massage die größte Wirkung. Ist das nicht möglich, können auch eine sanfte Berührung, das Besprühen der schmerzenden Körperstellen, eine Kompresse oder Inhalation Linderung verschaffen.

Wählen Sie eines der vorgeschlagenen ätherischen Öle, oder entscheiden Sie sich für eine individuelle Mischung aus höchstens 2–4 Düften. Achten Sie beim Kauf der ätherischen Öle auf ausgesuchte Qualität, z. B. von Primavera Life, Maienfelser Naturkosmetik Manufaktur und Neumond. Ätherische Öle werden immer verdünnt angewendet, z. B. in eine Lotion oder in ein Öl getropft. Zur Schmerzlinderung eignet sich ein Johanniskrautöl auf Olivenölbasis, z. B. von Maienfelser Naturkosmetik Manufaktur. In 50 ml Johanniskrautöl 8–10 Tropfen des ätherischen Öls oder der Mischung träufeln und kräftig schütteln. In der Hand angewärmt kann es dann zur Einreibung und Massage schmerzender Körperstellen verwendet werden. Auch die Physiotherapeutin oder der Physiotherapeut können das Ölgemisch für die Behandlung einsetzen.

Schmerzstillende Ölkompresse

Die Größe der Kompresse, die Menge des ätherischen Öls und des Wassers orientieren sich am Ausmaß der zu behandelnden Körperregion. Für ein geschwollenes, rheumatisches Knie benötigt man ca. 200 ml Wasser mit 2–6 Tropfen eines ätherischen Öls oder einer Mischung aus höchstens vier Essenzen. Die Kompresse wird in das Öl-Wassergemisch getaucht, anschließend leicht ausgewrungen und auf den betroffenen Bereich gelegt. Wird ein Stück Frischhaltefolie darüber gedeckt, kommt es nicht so schnell zur Verdunstung der Essenzen. Die Kompresse sollte für etwa zwei Stunden auf der Haut verweilen, oder – wenn möglich – die ganze Nacht.

Die Anzahl der Tropfen für die Duftlampe oder den Vernebler als Inhalation richtet sich nach der Raumgröße, dem individuellen Duftempfinden und der Intensität der verwendeten Öle. Normalerweise werden zwischen 5 und 10 Tropfen in die Duftlampe mit etwas Wasser gegeben.

Die trockene Inhalation stellt eine weitere Variante dar und ist zudem einfach handhabbar. Ein Taschentuch mit 3–6 Tropfen ätherischem Öl oder einer Mischung aus höchstens vier Essenzen benetzen, vor die Nase halten und mehrmals tief ein- und ausatmen.

Schmerzstillende ätherische Öle zur Auswahl

Schmerzart	Ätherisches Öl
Schmerzen allgemein	Lavendel, Majoran, Weihrauch, Rosengeranie, Bergamotte, Römische Kamille, Neroli
Kopfschmerzen	Lavendel, Melisse, Neroli, Ingwer, Majoran, Rose, Muskatellersalbei, Ylang-Ylang, Schafgarbe
Muskelschmerzen	Zirbelkiefer, Ingwer, Wacholder, Eukalyptus, Jasmin, Galgant, Lavendel
Gelenkschmerzen	Eukalyptus, Wacholder, Manuka, Cajeput, Bay

Weitere Maßnahmen zur Schmerzlinderung

Einfach zusammengefasst, lindert alles, was zum Wohlbefinden beiträgt, zusätzlich die Schmerzen und steigert die Lebensqualität. Dazu gehören Maßnahmen, die vom medizinischen Personal verschrieben werden können, wie Physiotherapie, manuelle Lymphdrainage oder Massage. Akupressur und Akupunktur sind weitere nützliche Verfahren zur Schmerzlinderung.

Die Auseinandersetzung mit Krankheit und Sterben, das Ordnen von Dingen und Papieren, Gespräche und Austausch sind in dieser

Situation hilfreich und verschaffen Linderung. Wie schon im ersten Kapitel beschrieben, spielen die Einrichtung des Krankenzimmers und die liebevolle Gestaltung der Umgebung eine wichtige Rolle.

Besuch von Freunden und Familie bietet nicht nur Gelegenheit zu Gesprächen und Austausch, sondern obendrein das Angebot, sich abzulenken (sogar vom Schmerz) und sich anderen Themen voll und ganz zuzuwenden. Auch Fotos von früher, Musikhören oder, wenn es möglich ist, ein kleiner Ausflug sind Hilfen. An dieser Stelle können Ehrenamtliche der Hospizdienste eine große Hilfe sein.

Kapitel 6:
Müdigkeit und Schwäche

Jede Krankheit entkräftet den Organismus und kostet Lebensfreude. Damit Müdigkeit, körperliche Schwäche, Erschöpfung und Desinteresse am Leben nicht den gesamten Prozess des Sterbens bestimmen, wurden für dieses Kapitel Möglichkeiten zur Stärkung zusammengetragen. Denn das Ziel ist es, das Leben bis zuletzt zu fördern und dabei die Lebensqualität zu steigern. Jede angenehme Sekunde ermöglicht ein friedlicheres Abschiednehmen, wohltuende Momente des Zusammenseins mit geliebten Menschen oder die Kraft, notwendige Dinge zu regeln. Es werden Vorschläge gemacht, die das Wohlbefinden fördern, Körper und Geist kräftigen und seelisch unterstützende Impulse geben. Wählen und kombinieren Sie die Angebote nach den Bedürfnissen des Betroffenen und den vorhandenen Gegebenheiten. Im anschließenden Kapitel zur seelisch-geistigen Pflege finden Sie weitere Anregungen, die zusätzlich Müdigkeit und Schwäche lindern helfen.

Wohltuende Heilmittel zur Einnahme

- Zur allgemeinen körperlichen Stärkung und mentalen Unterstützung bieten sich Tonika an. Sowohl der Balsamische Melissengeist (Weleda) als auch das Solunat Nr. 2 (Soluna) wirken kräftigend, stimmungsaufhellend und gewähren Momente der Dankbarkeit und Ruhe. 3–4-mal täglich 10 Tropfen in etwas Wasser oder Tee einnehmen (nicht mehr am Abend).
- Bei nervösen Erschöpfungszuständen, Stimmungsschwankungen und depressiver Verstimmung kann das Komplexmittel Aurum / Apis regina comp., Globuli velati (WALA) gewählt werden. 3–5-mal täglich 5–10 Globuli velati unter der Zunge zergehen lassen (nicht mehr am Abend).

Wohltuende Bäder und Einreibungen

Bäder, Einreibungen und therapeutische Waschungen können als haltgebender und schützender Mantel eingesetzt werden. Die behutsame Berührung und das Umsorgen des Körpers schenken Aufmerksamkeit und Hinwendung, wirken trostspendend und verbindend. Einreibungen mit kreisenden Bewegungen wärmen und hüllen ein. Zum Herzen hin stärken sie und regen an. Vom Herzen weg beruhigen sie und spenden Trost. Hier gilt, was schon bei den Waschungen weiter oben beschrieben wurde.

Folgende Öle und Bäder können zusätzlich hilfreich sein:

- Solum Öl oder Bad (WALA): sanft durchwärmend, lösend, ausscheidend, stärkend und in Fluss bringend
- Zitronen Lemongras Bad (Dr. Hauschka) oder Citrus Erfrischungsbad (Weleda): erfrischend, kühlend, stärkend, aktivierend, schenkt Lebenslust

- Wildrosen Cremebad (Weleda) oder Rosa e floribus 10 %, Oleum (WALA, für Bäder mit etwas Milch, Sahne oder Honig mischen und dann ins Badewasser geben): verwöhnend, beruhigend, stärkend und tröstend

Wohltuende Nahrung und Getränke

Ein nicht zu unterschätzendes Stärkungsmittel ist die selbst gekochte Hühnersuppe aus einem frischen Suppenhuhn. Über viele Jahrhunderte, wenn nicht gar Jahrtausende, ist dieses Essen ein bewährtes und beliebtes Heilmittel und vielen Menschen als kräftigende Mahlzeit bekannt. Sie hält Leib und Seele zusammen, stärkt den gesamten Organismus und schenkt Energie.

Hühnersuppe
Ein frisches Suppenhuhn wird ausgekocht, evtl. mit Suppengrün und reichlich Gewürzen (z. B. Lorbeer, Petersilie, Thymian, Kümmel, Beifuß, Angelikawurz, Galgant, Bertram, Rosmarin, Liebstöckel, Pfeffer, Salbei, Majoran). Nach zwei Stunden wird die Brühe durch ein Sieb gegeben und kann dann mit Gemüse und Dinkelnudeln angereichert werden. Wer mag, verwendet das Fleisch des Suppenhuhnes für die fertige Hühnersuppe. Bei fehlendem Appetit oder Schluckbeschwerden kann selbstverständlich die klare Brühe genossen werden.
Wichtig: Schöpfen Sie nicht das Fett der Brühe ab!

Über den Tag verteilt können immer mal wieder die Energie- und Gute Laune-Kekse nach Hildegard von Bingen (Sonnentor), auch selbst gebacken, angeboten werden. Wie der Name sagt, geben sie Energie bzw. wirken stimmungsaufhellend.

Energie-Kekse nach Hildegard von Bingen

Zutaten:

150 g weiche Butter

200 g Vollrohrzucker

3 Eier

200 g gemahlene Mandeln

400 g Dinkelmehl

1 Teelöffel Backpulver

1 Prise Salz

2 Teelöffel Zimt, gemahlen

1 Teelöffel Muskat, gemahlen

1 Teelöffel Nelken, gemahlen

Zubereitung:

Die weiche, zimmerwarme Butter und den Zucker mit einem Handrührgerät schaumig rühren. 2 Eier, Salz, Gewürze und die Mandeln nach und nach beigeben. Das Mehl mit dem Backpulver sieben und mit den anderen Zutaten zu einem festen Teig kneten.

Den Teig über Nacht ruhen lassen, damit sich die Gewürze voll entfalten können. Den Teig ausrollen, ausstechen und die Kekse mit Eidotter bestreichen.

Bei 180 °C ca. 10–15 Minuten hell backen. In einer gut verschließbaren Dose sind die Kekse lange haltbar.

Eine ganzheitliche Unterstützung stellen Tees aus verschiedenen Heilkräutern dar. Die Zitronenmelisse gilt von alters her als kraftgebende Heilpflanze. Sie stärkt das Herz und regt die Lebenskräfte an. Daneben fördert sie alle Sinnesfunktionen, bewirkt Sanftmut und Fröhlichkeit und lindert Angst. Zudem schmeckt sie gut und wird gern getrunken.

Weitere Kräuter, die dem Körper, Geist und der Seele stärkende Impulse verleihen, sind Angelikawurz und Gundermann. Angelikawurz bzw. Engelwurz ist hilfreich bei depressiven Verstimmungen, Unruhe, Angst und Erschöpfung. Insbesondere als Nerventonikum hat sie sich bewährt. Sie unterstützt den Geist beim Ordnen der veränderten Situation und schenkt Mut, die letzten Aufgaben anzugehen. Als Heilpflanze versprüht der Gundermann Lebendigkeit und anregende Wärme. Er fördert Gelassenheit, Geduld und innere Ruhe. Sein Wesen kann sanfte Impulse geben, sich der veränderten Lebenssituation hinzugeben.

Teezubereitung

Zur Herstellung des **Melissentees** nehmen Sie 1 Teelöffel Melissenkraut, überbrühen es mit einer Tasse heißem Wasser, lassen den Tee abgedeckt 7 Minuten ziehen und trinken 3-mal täglich und bei Bedarf 1 Tasse.

Den Tee aus der gemahlenen **Angelikawurz-Wurzel** mit heißem Wasser aufbrühen, 1 Teelöffel für 1 Tasse Wasser, 10 Minuten abgedeckt ziehen lassen und anschließend abseihen.

Für den Tee 1 Teelöffel **Gundermannkraut** mit einer Tasse kochendem Wasser überbrühen. Abgedeckt 10 Minuten ziehen lassen und anschließend abseihen.

Für die Nicht-Teetrinker/innen eignen sich alternativ die Urtinkturen (Ceres) von Melisse (Melissa officinalis), Engelwurz (Angelica archangelica) und Gundermann (Glechoma hederacea).

- Melissa officinalis: 2–4-mal täglich 2–5 Tropfen in etwas Wasser
- Angelica archangelica: 1–3-mal täglich 2–5 Tropfen
- Glechoma hederacea: 1–3-mal täglich 3–5 Tropfen

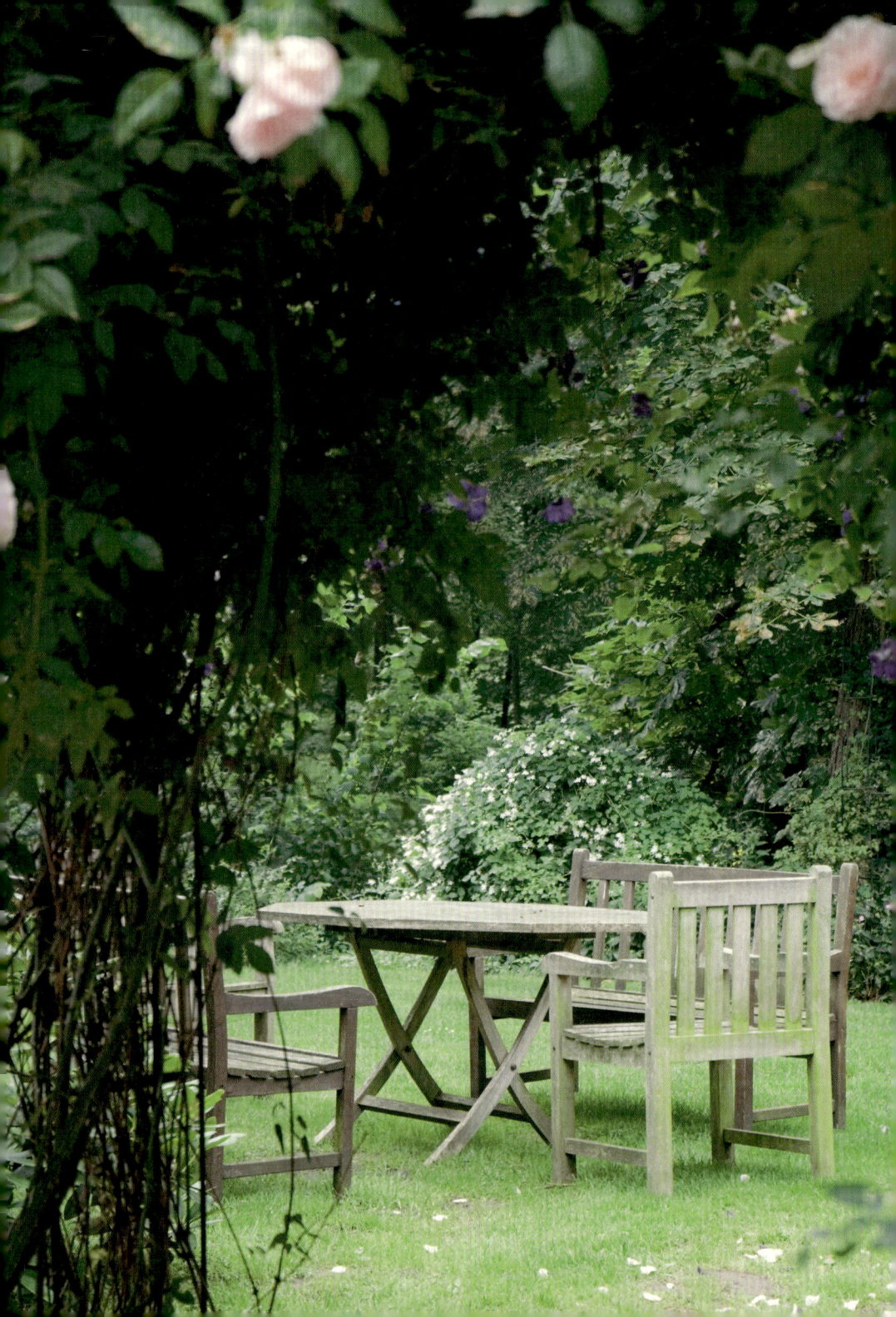

Kapitel 7:
Seelisch-geistige Pflege

Es ist ein menschliches Grundbedürfnis, gänzlich wahrgenommen zu werden, also nicht nur körperlich, sondern auch seelisch-geistig. Die Naturheilkunde zeichnet sich u.a. dadurch aus, dass sie dem Menschen ganzheitlich zur Seite steht. So gehört auch die seelische und geistige Pflege zur naturheilkundlichen Sterbebegleitung. Der Schwerpunkt liegt sicherlich in der Förderung und Ermöglichung von Gesprächen und haltgebender Spiritualität, dem Zulassen von unangenehmen Stimmungen und der Schaffung einer Atmosphäre, die Gefühlen, Sorgen und Ängsten Raum geben kann. Zusätzlich mögen pflanzliche Heilmittel und einfache Methoden zum Ausgleich beitragen und somit den letzten Abschnitt eines langen Weges ebnen helfen.

Miteinander reden

Vielen von uns fällt das Sprechen über unser Innerstes schwer, und es erfordert oftmals Überwindung, sich anderen zu öffnen. Doch die meisten Menschen erleichtert es, wenn es ihnen gelingt, das Schweigen zu brechen. Es fehlen Übung und Worte, Scham stellt sich ein, wenn

Gefühle einen übermannen. Und dennoch möchten wir Sie ermuntern, das Miteinanderreden möglich zu machen. Die Initiative geht vom sterbenden Menschen aus, jedoch können begleitende Personen den Weg erleichtern.

In der Zeit des Sterbens brechen oft Gefühle wie Angst, Trauer, Schuld und Verzweiflung auf. Sorgen und Gedanken kreisen möglicherweise immer wieder im Kopf. Das kann, trotz Müdigkeit und Schwäche, das Schlafen erschweren. Bekommen Emotionen und belastende Gedanken keinen Ausdruck und werden evtl. mühevoll unterdrückt, raubt es weitere Lebensenergie. Es wird häufig als entlastend wahrgenommen, wenn Kraft und Mut gefunden werden, das Gespräch zu suchen, sei es mit Angehörigen oder Freunden, pflegenden Personen und seelsorgenden Menschen. Wenn es gelingt, Belastendes, Zweifel und Ängste auszusprechen und Gefühlen Worte zu geben, stellen sich gewöhnlich verschiedene Empfindungen ein: Anspannung findet einen Kanal, Druck lässt nach, Erleichterung macht sich breit, Trauer und Schmerz drücken sich in Tränen aus – es kommt etwas in Fluss. Tatsächlich lassen nicht selten körperliche und psychische Symptome wie Unruhe, Verkrampfung, Anspannung und Gereiztheit nach. Gelingt ein Dialog, kann das dem Wohlbefinden sehr zuträglich sein.

Die Einbindung in ein festes Ritual kann dabei helfen: Wer bisher das gemeinsame Kaffeetrinken pflegte, kann durch die friedliche und geborgene Atmosphäre den Weg zu einem Gespräch ebnen. Von Kaffeetrinken zu Kaffeetrinken wird es wahrscheinlich einfacher werden, den Faden wieder aufzugreifen. So kann gemeinsam der Tag im Rückblick abgeschlossen werden, damit mögliche Ängste und Sorgen ausgesprochen werden können. Vielleicht zünden Sie dazu eine schöne Kerze an.

Wichtig für das Miteinanderreden sind die respektvolle Zuwendung und das Zuhören. Es braucht einen geschützten Raum, Ruhe und Zeit. Es ist sicher hilfreich zu wissen, dass sich Bedürfnisse sehr schnell ändern können: Was heute richtig und wohltuend war, kann morgen bereits unwichtig sein.

Selbstverständlich kann in einem Gespräch Sprachlosigkeit auftreten. Schön, wenn das Schweigen ausgehalten werden kann. Zuwendung und Geborgenheit wird auch ohne viele Worte durch die Hand oder einfach nur durch die Anwesenheit eines anderen Menschen erfahrbar. Achten Sie darauf, wann die zu begleitende Person wieder allein sein oder sich zurückziehen möchte. Im Verlaufe des Sterbens verlieren Worte ihre Wichtigkeit, dann wird Stille bedeutsamer.

Wenn das Ende naht, ist es hilfreich, frühzeitig damit zu beginnen, alles in Ordnung zu bringen oder Dinge noch zu regeln. Die Gewissheit, das Notwendige getan zu haben, schenkt Ruhe und kann das Abschiednehmen etwas leichter werden lassen.

Folgende Fragen können für Sterbende in dieser Situation eine Bedeutung haben:

- Gibt es Menschen, denen ich noch etwas sagen möchte oder mit denen ich noch etwas zu klären habe?
- Konnte ich friedensstiftende Erbveranlassungen treffen?
- Was ist vor dem Tod noch finanziell zu regeln?
- Wo und wie möchte ich bestattet werden? Muss noch ein Grab gekauft werden?
- Habe ich Wünsche zu meiner eigenen Bestattung, und möchte ich sie mit den nahestehenden Personen besprechen?
- Muss ich mich um die Versorgung eines Menschen nach meinem Tod kümmern?
- Nehme ich ein Geheimnis mit ins Grab, oder möchte ich noch jemanden informieren?
- Welche Menschen möchte ich noch einmal sehen und sprechen?
- Welchen Wunsch möchte ich mir noch unbedingt erfüllen?

- Wer sollte mich auf meinem letzten Weg begleiten?
- Wünsche ich mir ein religiöses Geleit?

Für die Betroffen und ihre Angehörigen ist es darüber hinaus wichtig zu klären, wer den Sterbenden vertritt, wenn sie oder er nicht mehr für sich selbst eintreten kann. Im Anhang finden Sie Adressen, bei denen z. B. Vorsorgevollmachten erhältlich sind.

Gefühlen einen Raum geben

In unserer Gesellschaft ist es weitestgehend akzeptiert, dass Angehörige über den Verlust eines Menschen traurig sein können. Manchmal wird vergessen, dass auch schwerkranke und sterbende Personen große Trauer empfinden. Sie verlieren ihr Leben, hinterlassen möglicherweise geliebte Menschen und können deren Leben nicht mehr behüten. Vielleicht kann es der einen oder dem anderen Hilfe sein, Raum und Zeit für Gefühle einzurichten.

Rituale, auf die Bedürfnisse und Vorlieben abgestimmt, schaffen dazu einen hilfreichen Rahmen. So kann beispielsweise eine angenehme Musik aufgelegt, eine Kerze angezündet, ein schmackhafter Tee gebrüht oder die Duftlampe mit wohlriechenden, ätherischen Ölen aufgestellt werden. Einigen Menschen nützt es, Zettel und Stift oder das Tagebuch bei sich zu haben, um aufzuschreiben, wie es ihnen im Moment geht und was ihr Herz bewegt. Unter Umständen spüren sie, dass noch etwas unerledigt ist. Die begleitenden Personen können möglicherweise mit dem Betroffenen in Ruhe nach Wegen suchen, Klärung herbeizurufen oder Unterstützung zu organisieren. Es kann sinnvoll sein, einen festen Platz im Tagesablauf einzurichten, gern regelmäßig, um der Auseinandersetzung mit den Gefühlen Raum zu geben.

Gelingt es, dem Herzen zu lauschen, werden sicherlich Trauer, Schmerz, Verzweiflung, Wut und Angst spürbar werden. Sie gehören zum Menschsein und zum Sterben. Sind diese Emotionen herzlich eingeladen und können sie in einem geschützten Raum gefühlt werden, braucht es keine Kraft mehr, um sie fernzuhalten und zu unterdrücken. Werden diese Gefühle ausreichend zugelassen, stellen sich häufig weitere ein, wie Freude, Liebe, Geborgenheit und Trost. Viele Menschen empfinden sich lebendiger und vollständiger, wenn sie sich ihren Emotionen widmen. Den Gefühlen einen Raum zu geben, kann das Sterben durchaus erleichtern.

Manchmal macht es Angst, allein großen Bewegungen des Herzens zu begegnen. Nahestehende Personen, seelsorgende Menschen oder ehrenamtliche Begleiter können anbieten, das Erlebte mit den Betroffenen zu teilen oder ihnen Beistand zu sein. Wichtig ist, wieder darauf zu achten, wann der Sterbende erschöpft ist, sich zurückziehen möchte oder den Beistand nicht mehr benötigt. Es sollte darauf hingewiesen werden, dass ein Sterbender, der nicht mehr kommuniziert oder kommunizieren kann, weiterhin fühlt und hört.

Eine lebensnahe Spiritualität

Da das Sterben ein emotionales und existentielles Geschehen ist, spielt Spiritualität eine enorme Rolle. Sie kann Halt geben, Trost spenden und die Einbindung in das große Ganze spüren helfen. Dabei meint Spiritualität eine nach Sinn und Bedeutung suchende Lebenseinstellung. Sie bezieht sich auf unsere Orientierung gegenüber dem Leben und dem Tod. Für die Suchenden ist ein göttlicher Ursprung möglich oder eine Verbundenheit mit der Natur, mit dem Göttlichen usw. fühl- oder vorstellbar.

Für Menschen, die ihr Leben lang Spiritualität oder Religiosität lebten, ist es oft selbstverständlich, dies in der letzten Phase des Lebens weiterzuführen. Für Sterbende, die nicht religiös gebunden sind oder denen der authentische Zugang zu ihrer Religion erschwert ist, kann eine lebensnahe und einfache Spiritualität tröstende Unterstützung sein. Sie trägt damit erheblich zum Wohlbefinden bei.

Begleitende Personen werden nicht selten von Sterbenden zu religiösen oder spirituellen Einstellungen und Sichtweisen befragt. Der schwerkranke und sterbende Mensch sucht nach Antworten, Trost und Bedeutung. „Hatte mein Leben einen Sinn?" oder „Was kommt nach dem Tod?" Solche und ähnliche Fragen bewegen Sterbende.

Menschen dürfen ihre Meinung ändern. Gerade im Prozess des Sterbens widmen sie sich der Religion oder Spiritualität, obwohl sie vorher keine Rolle in ihrem Leben spielte. Oder umgekehrt: Gläubige Menschen haben das Recht, sich von Gott verlassen zu fühlen. Für alle ist verständnisvolles Zuhören ein Segen. Natürlich können die begleitenden Personen die wenigsten Fragen beantworten. Das ist auch nicht das wichtigste, es geht vielmehr darum, zu verstehen, wie bedeutungsvoll die Auseinandersetzung mit diesen Themen für den sich verabschiedenden Menschen ist.

Trost und Geborgenheit finden etliche Menschen in der Natur. Möglicherweise können solche Angebote gemacht werden. Vielleicht ist es das stille Lauschen auf der Gartenbank, auf die raschelnden Blätter im Wind vom Bett aus, der Blick auf den See oder der Duft einer Rose, der jetzt Liebe und Geborgenheit wahrnehmen lässt. Vielleicht kann gemeinsam darüber gesprochen werden, was dem Betroffenen im Leben wichtig ist und in verschiedenen Situationen zur Verfügung stand – Lebensweisheiten und -einstellungen, Gebete, Musik, Gespräche, Freunde, Natur, ein Haustier usw. Aus diesem Repertoire kann auch in der Phase des Abschieds geschöpft werden. Eventuell können

Freunde zum gemeinsamen Lesen von Bibeltexten, zum Sprechen von passenden Gebeten, zum Singen, Summen oder Hören von Liedern oder Chorälen eingeladen werden. Unter Umständen kann mit einem Spruch, einem besonderen Naturbild oder dem Kreuz das Zimmer geschmückt werden. Vielleicht lässt sich das Bett so stellen, dass der Garten gesehen wird oder wenigstens die Vögel zu hören sind.

Des Weiteren kann die Meditation, insbesondere die Achtsamkeitsmeditation, ein spirituelles Geleit sein.

Unterstützende Heilpflanzen

Ein Kräutertee kann nicht nur schmecken, physische Gebrechen lindern oder heilen, sondern auch Impulse für die seelisch-geistige Balance bieten. Hier sind einige Heilpflanzen als Idee für einen Tee, der das Miteinanderreden unterstützt. Die Kräuter können einzeln oder als Mischung nach den persönlichen Vorlieben verwendet werden. Trinken Sie gemeinsam das dampfende Getränk, gesüßt oder ungesüßt, und lassen Sie zu, dass sich die Gefühle und die Wärme ausbreiten.

- Weißdorn stärkt das Grenzensetzen, ist herzstärkend und hilft, den Fluss des Lebens anzunehmen.
- Melisse verleiht Sanftmut, erfüllt mit Dankbarkeit, ist beruhigend, zuwendend und aufhellend.
- Eisenkraut fördert das diplomatische Herangehen, ist kraftgebend, nervenstärkend und beruhigend.
- Angelikawurz schenkt Geborgenheit und Orientierung, ist verbindend, inspirierend und schützend.
- Rose öffnet das Herz, ist beruhigend, versöhnend, verbindend, nervenstärkend und aufhellend.

- Kamille vermittelt Geborgenheit und Sanftmut, ist ausgleichend, beruhigend und schützend.
- Johanniskraut gibt Nervenkraft, ist beruhigend, angstlindernd und stimmungsaufhellend.
- Lavendel unterstützt Klärung und Reinigung, ist beruhigend, einhüllend und schützend.

Teezubereitung
1 Teelöffel Kraut mit einer Tasse heißem Wasser überbrühen, 7–10 Minuten abgedeckt ziehen lassen und abseihen.

Düfte

Pflanzen können Menschen in emotionalen Momenten zur Seite stehen, sei es als Tee oder als ätherisches Öl in der Duftlampe. Als tröstende, aufbauende und Geborgenheit vermittelnde Duftöle eignen sich viele. Einige sind hier in aller Kürze vorgestellt:

- Lavendel wirkt antidepressiv, beruhigend und aufbauend.
- Melisse beruhigt, schützt und wirkt stimmungsaufhellend.
- Myrte ist begleitend, unterstützt Einsicht und zur Ruhe kommen.
- Rose ist beruhigend, herzöffnend und versöhnend.
- Sandelholz wirkt beruhigend, harmonisierend und gibt Geborgenheit.
- Ysop fördert geistige Sammlung, ist klärend und stärkend (nicht bei Epilepsie anwenden).
- Zeder wirkt tröstend, wärmend und beruhigend (nicht bei Epilepsie anwenden).
- Angelika oder Engelwurz ist aufbauend, stabilisierend und Geborgenheit gebend.

- Bergamotte muntert auf, wirkt antidepressiv und angstlindernd.
- Deutsche Kamille beruhigt und entkrampft. Sie gibt Geborgenheit.

Ein Lieblingsduft kann selbstverständlich auch eingesetzt werden, allein oder in Kombination mit einem der vorgeschlagenen ätherischen Essenzen. Die Anzahl der Tropfen für die Duftlampe oder den Vernebler richtet sich nach der Raumgröße, dem Duftempfinden und der Intensität der verwendeten Öle. Normalerweise werden zwischen 5 und 10 Tropfen in die Duftlampe mit etwas Wasser oder in den Vernebler gegeben. Verwenden Sie ein ätherisches Öl oder eine Mischung aus zwei, drei oder höchstens vier Essenzen und achten Sie beim Kauf auf ausgesuchte Qualität, z.B. von Primavera, Neumond und Maienfelser Naturkosmetik Manufaktur.

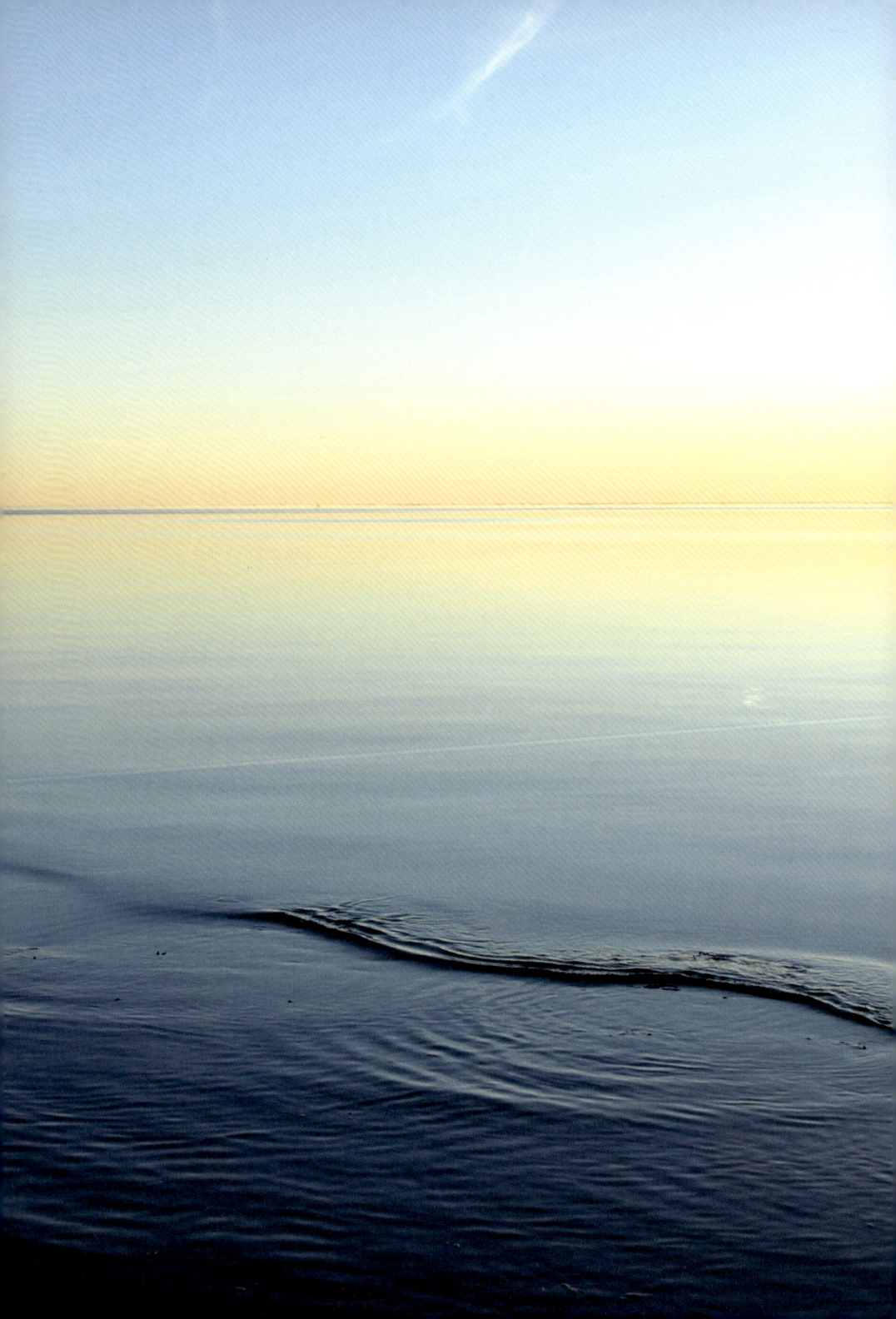

Kapitel 8:
Förderung des Ein- und Durchschlafens

Schlafstörungen rauben Lebenskraft und stellen eine Zerreißprobe für die Nerven dar. Insbesondere der schwerkranke und geschwächte Mensch ist dringend auf seine erholsame Bettruhe angewiesen. Darüber hinaus ist für ein seelisch-geistiges Gleichgewicht ausreichend Schlaf unumgänglich. Er ist neben der Freude und der Liebe das preiswerteste und wirkungsvollste Heil- bzw. Stärkungsmittel.

Träumen als Reinigungsprozess

Im Schlaf träumen wir, und dieses Träumen ist gesund. Es erfolgt während der REM-Phasen (= Rapid Eye Movement) bis zu fünf Mal pro Nacht. In dieser Zeit ist der Körper wie gelähmt, nur die Augäpfel bewegen sich unter den geschlossenen Lidern rasch hin und her. Der Traum dauert durchschnittlich zwischen 5 und 30 Minuten. Dazwischen liegen passive Schlafphasen, in denen die Gedanken ruhen und das Geträumte sich verflüchtigt. Der Traum ist ein natürlicher, seelischer Reinigungsprozess. In ihm werden existenziell wichtige Themen behandelt, verarbeitet und verstanden. Er ist in Bildern ausgedrücktes Gefühl, von archaischer, direkter und unzensierter Art. Beim Träumen können Ängste abgebaut, Stress bearbeitet, Probleme gelöst und Kreativität gefördert werden. In der letzten Phase des Lebens gibt es viel zu verarbeiten, und die Förderung des Schlafes trägt dazu bei, sich dem Leben und seinem Ende stellen zu können. Findet der geschwächte Mensch die notwendige Ruhe, erhalten Körper, Geist und Seele regenerierende Erholung, um Unerledigtes in Angriff zu nehmen oder das, was einem jetzt das Leben schenkt, anzunehmen und sogar zu genießen. Dadurch wird deutlich, dass die Unterstützung von Schlaf und Traum zur seelisch-geistigen Pflege von Schwerkranken und Sterbenden gehört.

Halten Gedanken vom Schlafen ab, kann das Schreibzeug am Bett hilfreich sein. Die Träume können notiert werden, ohne sie verstehen zu müssen. Meist entziehen sie sich der Logik; besser ist es, nachzuempfinden und nachzuerleben.

Naturheilkundliche Maßnahmen

Die Naturheilkunde hält eine große Anzahl von „Schlafpflanzen" und schlaffördernden Heilmitteln und -methoden bereit. Sie wirken deshalb, weil sie die Traumphasen nicht stören, die für eine erholsame Rast wichtig sind. Beruhigende und schlaffördernde Kräuter erhalten den physiologischen Schlafrhythmus, sie beeinträchtigen die Leistungsfähigkeit nicht und sind gut verträglich. Sie haben keine unerwünschten Nebenwirkungen und führen weder zu Gewöhnung noch zu Abhängigkeit.

Schlaffördernde Heilpflanzen sollten über einen längeren Zeitraum eingenommen werden, damit die gewünschte Wirkung einsetzt.

Fuß- und Vollbäder

Von vielen Menschen werden wohlig wärmende Bäder als hilfreich empfunden. Sie wärmen tiefgreifend, sind eine beliebte Zuwendung, wirken stimmungshebend und schlaffördernd. Der momentane Zustand und die Wünsche des Sterbenden bestimmen darüber, ob ein Bad zum Wohlergehen beitragen kann. Fußbäder sind wirkungsvoll und mit relativ wenig Aufwand zu bewerkstelligen. Besonders aufsteigende bzw. temperaturansteigende Fußbäder, evtl. mit ätherischem Lavendel- und/ oder Melissenöl oder mit Kräuterauszügen von z.B. Kamille, Beifuß, Johanniskraut, Melisse oder Lavendel, wirken entspannend und schlaffördernd.

Temperaturansteigendes Fußbad

Für ein Fußbad wird eine Schüssel oder Fußbadewanne mit körperwarmem Wasser gefüllt. Stellen Sie eine Kanne mit heißem Wasser und eine mit kaltem Wasser sowie ein Handtuch bereit. Wenn sich die Füße an das körperwarme Wasser gewöhnt haben, aus dem Bad nehmen und mit etwas heißem Wasser auffüllen. Langsam gewöhnen sich die Füße wieder an das warme Wasser. So kann das Fußbad nach und nach mit heißem Wasser angewärmt werden. Sollte mal zu viel heißes Wasser hineingeraten sein, zum kalten Wasser greifen und ausgleichen. Das Fußbad sollte stetig wärmer werden, aber immer angenehm bleiben. Für die meisten Menschen sind Temperaturen zwischen 36 und 40 °C erwünscht.

Badezusätze

Mischen Sie 4–6 Tropfen des ätherischem Lavendel- und/oder Melissenöls in etwas Milch, Sahne oder Honig und setzen es dann dem Bad zu.
Alternativ aus den beruhigenden Heilpflanzen Kamille, Beifuß, Johanniskraut, Melisse oder Lavendel einen Kräutertee zubereiten und ebenfalls dem Fußbad zufügen. Dazu 4 Esslöffel getrocknetes

> Kraut oder Kräutermischung mit einem Liter heißem Wasser über-
> brühen und den Tee abgedeckt 10 Minuten ziehen lassen. Danach
> wird er durch ein Teesieb in das Badewasser geseiht.

Auch in der Naturkosmetik erwerbbare Badezusätze, wie Wildrosen
Cremebad (Weleda) oder Moor Lavendel Bad (Dr. Hauschka) eignen
sich für Fußbäder vor dem Schlafengehen.

Die genannten Öle und Badezusätze können auch für ein Vollbad
verwendet werden. Nehmen Sie dann 6–10 Tropfen ätherisches Öl.
Nicht jede Person wird ein Vollbad entlasten, manche regt es eher an.
Diese Menschen nutzen besser das beschriebene Fußbad.

Für körperlich eingeschränkte Personen, die keine Fuß- und Vollbäder durchführen können, bietet sich der wohltuende Badezusatz Rosa
e floribus 10 %, Oleum (WALA) für entspannende Waschungen an.
Das Rosenblütenöl mit etwas Milch, Sahne oder Honig mischen und in
eine Schüssel mit angenehm warmem Wasser geben. Waschungen mit
kreisenden Bewegungen wärmen und hüllen ein, vom Herzen weg beruhigen sie und spenden Trost.

Einreibungen und Massagen

Die Einreibung der Herzgegend mit einem schlaffördernden Öl beim
Zubettgehen ist eine unterstützende Maßnahme, um Ruhe und Erholung im Schlaf zu finden. Evtl. können auch Hände und Füße mas-
siert werden. Gerade für Menschen, die keine Fußbäder durchführen
können, sind beruhigende Massagen hilfreich. Da die Beweglichkeit
und Kraft eines sterbenden Menschen nachlassen, wird es oftmals als
sehr aufmerksam empfunden, wenn ein Angehöriger oder ein Profi
die beruhigende Hand-, Fuß- oder Rückenmassage übernehmen kann.
Für entspannende Einreibungen und Massagen stehen u. a. folgende
Zubereitungen zur Verfügung:

- Aurum / Lavandula comp. Creme (Weleda) zur Einreibung der Herzgegend beruhigt bei nervösen Herz- (und) Kreislauf-Beschwerden
- Rosa e floribus 10 %, Oleum (WALA) für Waschungen und Einreibungen beruhigt, versöhnt, verbindet und harmonisiert Körper, Geist und Seele.
- Moor Lavendel Pflegeöl (Dr. Hauschka) schenkt Wärme und innere Stärke, legt sich wie eine schützende Hülle um die Haut und führt wieder in die eigene Kraft.
- Johanniskrautöl von Maienfelser Naturkosmetik Manufaktur; dem Johanniskrautöl können ein paar Tropfen ätherisches Lavendel- und/oder Melissenöl zugeführt werden. In 50 ml Öl jeweils 10 Tropfen ätherisches Öl (einzeln oder Mischung aus beiden) geben und kräftig durchschütteln.

Naturheilkundliche Schlafmittel

Selbstverständlich stehen zur Förderung des Ein- und Durchschlafens pflanzliche Medikamente zur Verfügung. Eine Auswahl finden Sie hier:

- Solunat Nr. 4 Tropfen (Soluna): Spagyrisches Schlafmittel, das vor allem die Nerven beruhigt. Kurze Zeit vor dem Zubettgehen 5–10 Tropfen in etwas Wasser einnehmen. Die Dosis kann bei nächtlichem Erwachen wiederholt werden.
- Calmedoron® Streukügelchen (Weleda): Pflanzliches Komplexmittel, das beruhigt und das Einschlafen fördert. Es hilft, den Tag-Nacht-rhythmus zu stabilisieren und erholsamen Schlaf zu finden. Kurze Zeit vor dem Zubettgehen 15 Streukügelchen im Mund zergehen lassen. Die Dosis kann bei nächtlichem Erwachen wiederholt werden.
- Passiflora comp., Globuli velati (WALA): Homöopathisches Komplexmittel, das bei Schlaflosigkeit und nervöser Unruhe hilft. Es lindert Reizbarkeit und fördert das Einschlafen, speziell bei

Herzklopfen und innerer Unruhe. Kurze Zeit vor dem Zubettgehen 10–12 Globuli velati unter der Zunge zergehen lassen. Die Dosis kann bei nächtlichem Erwachen wiederholt werden.

- Oxacant sedativ liquid (Klein): Pflanzliches Schlafmittel zur Stärkung und Beruhigung des Herzens. Es wirkt entspannend bei Sorgen und Kummer. Kurze Zeit vor dem Zubettgehen 30 Tropfen in etwas Wasser einnehmen. Die Dosis kann bei nächtlichem Erwachen wiederholt werden.
- Valeriana comp. (Ceres): Pflanzliche Urtinktur aus Baldrian und anderen Pflanzen, die sowohl stärkt, als auch die Schlafbereitschaft fördert. Sie wirkt hilfreich bei nächtlichem Gedankenfluss, entspannt und entkrampft. Kurze Zeit vor dem Zubettgehen 3–5 Tropfen in etwas Wasser einnehmen. Die Dosis kann bei nächtlichem Erwachen wiederholt werden.

Schlaffördernde ätherische Öle

Auch eine Duftlampe kann das Einschlafen begleiten. Folgende beruhigende und schlaffördernde Öle eignen sich dafür: Lavendel (fein und extra), Melisse, Rose, Sandelholz, Weihrauch, Orange, Zeder, Salbei, Kamille und Fenchel.

Die Anzahl der Tropfen für die Duftlampe oder den Vernebler richtet sich nach der Raumgröße, dem individuellen Duftempfinden und der Intensität der verwendeten Öle. Normalerweise werden zwischen 5 und 10 Tropfen mit etwas Wasser in die Duftlampe gegeben. Verwendet wird ein ätherisches Öl oder eine Mischung aus zwei, drei oder höchstens vier Essenzen. Achten Sie beim Kauf auf ausgesuchte Qualität, z. B. von Primavera, Neumond und Maienfelser Naturkosmetik Manufaktur.

Kräutertee

Ein warmer, duftender Kräutertee kann eine Wohltat sein und uns sanft in den Schlaf führen. Abends keine großen Mengen trinken, weil der Harndrang einen in der Nacht den Schlaf kosten kann.

Eine Mischung zu gleichen Teilen aus Zitronenmelisse, Rosenblüte, Weißdornblättern und -blüten, Steinklee und Schafgarbenblüte duftet nach Sommer und unterstützt Ruhe und Schlaf.

Sehr entkrampfend, wärmend und beruhigend wirkt Beifuß. Sind die Ein- und Durchschlafstörungen von Kälteempfinden oder Verkrampfungen begleitet, wird in der Kräutermischung der Steinklee durch den Beifuß ersetzt. Kommt vor allem der Geist nicht zur Ruhe, nimmt man statt Schafgarbenblüten lieber Salbei.

Teezubereitung

Einen Teelöffel der Mischung mit einer Tasse heißem Wasser überbrühen, 10 Minuten abgedeckt ziehen lassen, abseihen und warm in kleinen Schlucken trinken. Sie können mit Bienenhonig süßen.

Auch Baldriantee ist ein wirksamer Schlaftee. Da er anders zubereitet wird, können wir ihn nicht in die Kräutermischung geben. Am besten wird der Baldrian allein als Tee zu sich genommen. Baldriantee wird aus der Wurzel hergestellt.

Zubereitung von Baldriantee

2 Teelöffel zerkleinerte Baldrianwurzel mit 1 Tasse kaltem Wasser übergießen und über den Tag abgedeckt stehen lassen, abends abseihen, leicht erwärmen und 1–2 Tassen am Abend und zur Nacht trinken.

Wickel und Auflagen

Kalte Wickel und Auflagen können bei Schlafstörungen, vor allem bei Einschlafschwierigkeiten, angesagt sein. Sie wirken körperlich entspannend. Voraussetzung dabei ist, dass der Betroffene nicht zum Frieren neigt, warme Füße hat und die Kälte als angenehm empfindet.

Entspannende Strumpfwickel

Eine einfache Variante von Wickeln ist das Überziehen von Baumwollkniestrümpfen ohne Füße. Bei alten Strümpfen die Füße abschneiden und die Strümpfe in kaltes Wasser tauchen. Kniestrümpfe auswringen und anziehen. Darüber kommen nun trockene Wollsocken, die die feuchten Strümpfe bedecken. Nach ca. 8–10 Minuten werden die Kniestrümpfe erneut in kaltem Wasser ausgewaschen und wieder angezogen. Ein höchstens dreimaliges Anlegen der kalten Baumwollkniestrümpfe ist ausreichend. Die Anwendung wird abgebrochen, wenn die Füße während der Behandlung kalt werden.

Für Menschen, die leicht frieren, kann eine entspannende, beruhigende und durchwärmende Bauchkompresse wohltuend sein. Auch für die warme Kompresse gibt es eine einfache Anwendung. Hierzu kann die Wärmflasche genutzt werden.

Durchwärmende Bauchkompresse

Wärmflasche in ein Handtuch oder eine Decke einwickeln, um Verbrennungen zu vermeiden und auf den Bauch legen. Zum gleichen Zweck kann das Heublumenkissen oder -säckchen verwendet werden.

Entspannende Umgebung

Zu einem erholsamen Schlaf gehört auch eine entspannende Atmosphäre. Die letzte Mahlzeit sollte mindestens zwei Stunden vor dem Zubettgehen beendet sein, denn ein angespannter Verdauungstrakt kann einem den Schlaf rauben. Es dürfen sogar zwischen dem Essen und dem Einschlafen vier Stunden vergehen, umso erholsamer wird der Schlaf. Wenn einem das Abendbrot schwer im Magen liegt, sollte man zu einem verdauungsanregenden Kräutertee, z. B. mit Beifuß, Löwenzahnblättern und Schafgarbenblüten greifen.

Teezubereitung
1–2 Teelöffel der getrockneten Kräuter oder einer Mischung aus ihnen überbrühen Sie mit einer Tasse kochendem Wasser, lassen den Tee 10 Minuten abgedeckt ziehen, seihen ihn ab und genießen das warme Getränk in kleinen Schlucken.

Die Amara-Tropfen (Weleda) leisten auch für Nicht-Teetrinker/innen gute Dienste. Eine Stunde nach dem Essen 10–15 Tropfen in etwas Wasser einnehmen.

Die letzten Stunden vor dem Schlafengehen werden möglichst in Ruhe zugebracht. Natürlich ist Stille im Raum beim Schlafen wichtig. Vor dem Schlafen das Zimmer gründlich lüften. Ein Abendgebet oder ein „Gute-Nacht-Spruch" können zu einem beruhigenden Schlafritual werden. Ich finde zum Beispiel die folgende Affirmation von Luise L. Hay hilfreich:

„Liebevoll lasse ich den Tag hinter mir und gleite in friedlichen Schlaf mit dem Wissen, dass der morgige Tag für sich selbst sorgen wird."

Die Duftlampe mit einigen Tropfen ätherischem Öl und Wasser kann man schon am Abend aufstellen, nicht nur zur Nacht, so dass die Essenzen Lavendel (fein und extra), Melisse, Rose, Sandelholz, Weihrauch, Orange, Zeder, Salbei, Kamille und Fenchel das Zurruhekommen unterstützen können.

Wer kann und mag, wird die Meditation am Abend oder vor dem Schlafengehen nutzen.

Kapitel 9:
Unruhe und Angst

Sowohl das Gefühl der inneren Unruhe und Erregung als auch das der körperlichen Aufregung und Anspannung können das Sterben begleiten. Wenn es dafür vermeidbare äußere Faktoren gibt, sollte versucht werden, sie abzuwenden. Vielleicht kommt der Sterbende nicht zur Ruhe, oder Probleme mit dem Stuhlgang machen sie oder ihn nervös. Gerade Angst, die mehr als verständlich ist, kann Erregungszustände und Nervosität hervorrufen bzw. begünstigen. Insbesondere kann sich kurz vor dem Sterben die Anspannung und Unruhe verstärken oder überhaupt erst auftreten.

Die Gewissheit zu sterben, Unwohlsein und Schmerzen, Sorge um die Angehörigen oder ungeklärte Situationen, nicht zu wissen, wie es einem morgen gehen, sich der Tod anfühlen und was nach dem Sterben kommen wird – all das führt bei dem einen Menschen zu Unruhe und Erregung, bei dem anderen dagegen zu Rückzug, depressiver Verstimmung oder gar Stimmungsschwankungen. Schwerkrank oder sterbend zu sein, ist mit Sicherheit eine große Prüfung.

Alle folgenden Maßnahmen helfen, Ruhe und Halt zu finden, sind aber nicht dazu da, Gefühle zu nehmen. Wenn Sterbende traurig und verzweifelt sind, dürfen sie das sein; es sollte dafür auch Raum und Zeit geben.

Für viele Menschen wirken die Anwesenheit einer anderen Person und das Halten der Hand in einer so schwierigen und ungewissen Situation beruhigend und tröstlich. Zusätzliche Hilfsmittel werden im Folgenden vorgestellt.

Bäder und Einreibungen

Fuß-, Hand- und Vollbäder können auch bei Angst und Unruhe eine wunderbare Unterstützung sein. Ansteigende Fußbäder, angenehm warme Hand- und Vollbäder mit Beimengung von Kräuterauszügen, ätherischem Öl oder pflanzlichem Badezusatz werden im Kapitel „Förderung des Ein- und Durchschlafens" vorgestellt. Besonders die Kräuter Kamille, Zitronenmelisse, Johanniskraut, Rosenblüten, Steinklee, Königskerzenblüten sollten den Bädern zugegeben werden.

Auch Einreibungen und Massagen sind wohltuende, orientierende und stimmungsaufhellende Maßnahmen, die am Tag oder zum Abend durchgeführt werden können. Ebenfalls können einfache Berührung und Halten angenehm sein. Massagen, Einreibungen und Berührungen der Hände, Füße und des Rückens werden bestenfalls von einem Angehörigen oder einem Profi durchgeführt.

Stimmungsaufhellendes Öl für Einreibungen

Stimmungsaufhellend ist vor allem das Johanniskrautöl, dem gern ein paar Tropfen ätherisches Lavendel-, Melissen- und/ oder Bergamotteöl zugefügt werden können. In 50 ml Johanniskrautöl geben Sie 10 Tropfen des ätherischen Öls oder der Mischung und schütteln es kräftig durch. Beachten Sie bitte, dass die Konzentration des ätherischen Öls Bergamotte nicht über 2 bis 3 Tropfen in den 50 ml Johanniskrautöl betragen soll und behandelte Hautpartien für ca. 4 Stunden nach der Einreibung nicht direktem UV-Licht ausgesetzt werden.

Naturheilkundliche Heilmittel

Bei andauernden Beschwerden können zusätzlich folgende Präparate eingenommen werden:

- Bei Angst- und Erregungszuständen sowie Schlaflosigkeit: tagsüber Solunat Nr. 4 (Soluna), mehrmals täglich 5 Tropfen in etwas Wasser einnehmen; für die Nacht Solunat Nr. 14 (Soluna), 5–10 Tropfen in etwas Wasser vor dem Zubettgehen und bei Erwachen in der Nacht einnehmen.
- Bei Angstzuständen und zur Erwärmung der Seele: Echtronerval (Weber und Weber), 3–5-mal täglich 5 Tropfen in etwas Wasser langsam abschlucken.
- Bei nervöser Unruhe und starkem oder schnellem Herzklopfen, zur Stärkung des Herzens: Solunat Nr. 5 (Soluna), 3–4-mal täglich 10 Tropfen in etwas Wasser langsam abschlucken; zur Einnahme am Tag, nicht am Abend oder zur Nacht
- Bei Stress, depressiver Verstimmung und seelischem Herzleiden: Aurum/Apis regina comp., Globuli velati (WALA), mehrmals täglich bis zu 10 Globuli velati unter der Zunge zergehen lassen; zur Einnahme am Tag, nicht am Abend oder zur Nacht
- Zur leichten Beruhigung und Stimmungsaufhellung: Balsamischer Melissengeist (Weleda); zur Einnahme am Tag, nicht am Abend oder zur Nacht
- Bei depressiven Verstimmungen, Stimmungsschwankungen und Angst: Solunat Nr. 17 (Soluna), mehrmals täglich 5–10 Tropfen, Einnahme am Tag; am Abend und zur Nacht ergänzt durch Solunat Nr. 4 (Soluna), kurze Zeit vor dem Zubettgehen 5–10 Tropfen in etwas Wasser einnehmen; die Dosis kann bei nächtlichem Erwachen wiederholt werden.
- Zur Stabilisierung, Aufrichtung, Beruhigung und Nervenstärkung: Lavandula Urtinktur (Ceres), 1–3-mal täglich und bei Bedarf 2–5 Tropfen in wenig Wasser einnehmen.

Ätherisches Öl

Eine Duftlampe oder ein Vernebler, angereichert mit wohlriechenden und entspannenden Essenzen, können nicht nur den Schlaf fördern. Sie vermögen genauso, am Tag Augenblicke des Ausruhens und der Gelöstheit zu schaffen. Die schon erwähnten ätherischen Öle von Lavendel (fein und extra), Melisse, Rose, Sandelholz, Weihrauch, Orange, Zeder, Salbei, Kamille und Fenchel stehen zur Auswahl. Darüber hinaus gibt es eine Reihe duftender Essenzen, die einen stimmungsaufhellenden bis antidepressiven, stabilisierenden und orientierenden Effekt erzielen, etwa Bergamotte, Lavendel (fein und extra), Melisse, Neroli, Rose, Schafgarbe, Ylang Ylang, Zirbelkiefer, Basilikum, Rosengeranie, Römische Kamille und Tonka.

Stellen Sie die Duftlampe oder den Vernebler in akuten Momenten auf, immer mal wieder höchstens eine Stunde und vermeiden Sie eine Dauerbeduftung. Zum gleichen Zweck können feuchte Tücher und Wassergefäße auf der Heizung oder in der Nähe des Bettes verwendet werden.

Die Anzahl der Tropfen für die Duftlampe oder den Vernebler richtet sich nach der Raumgröße, dem Duftempfinden und der Intensität der verwendeten Öle. Normalerweise werden zwischen 5 und 10 Tropfen in die Duftlampe mit etwas Wasser gegeben bzw. in das Wasser getropft, bevor ein Tuch eingetaucht oder das Gefäß im Zimmer untergebracht wird. Verwenden Sie ein ätherisches Öl oder eine Mischung aus zwei bis höchstens vier Essenzen, und achten Sie beim Kauf auf ausgesuchte Qualität, z. B. von Primavera, Neumond und Maienfelser Naturkosmetik Manufaktur.

Dem Betroffenen kann mit einem Lieblingsduft oder einer Lieblingsduftmischung auch ein Taschentuch mit 6–10 Tropfen befeuchtet werden. Bei Anspannung, Nervosität, Stimmungsschwankungen, Angst und depressiver Verstimmung vor die Nase halten und tief einatmen.

Kräutertee

Im Kapitel „Förderung des Ein- und Durchschlafens" werden entspannende Heilkräuter für Teezubereitungen vorgestellt. Auch bei seelischer Anspannung bietet die Natur sanfte Hilfe. Pflanzen wie Zitronenmelisse, Johanniskraut, Rosenblüte, Angelika- bzw. Engelwurz, Kamille, Weißdornblätter und -blüten, Steinklee, Goldrute, Fenchel und Königskerzenblüten vollbringen spürbare Erleichterung und wirken angstlindernd, beruhigend, stimmungsaufhellend, schützend und aufrichtend. Suchen Sie zusammen mit den Betroffenen seine oder ihre Lieblingspflanze/n aus und genießen Sie diese sonnigen Heilkräuter mehrmals täglich.

> **Teezubereitung**
> Einen Teelöffel des Krauts oder der Mischung mit einer Tasse heißem Wasser überbrühen, 7–10 Minuten abgedeckt ziehen lassen, abseihen und warm in kleinen Schlucken mit oder ohne Bienenhonig trinken. Die Wurzel von Angelikawurz und die Fenchelsamen sollten vorher in einem Mörser zerstoßen oder in einer elektrischen Gewürzmühle gemahlen werden.

Weitere Maßnahmen

Alles, was Wohlbefinden bereitet, entspannt und beruhigt, alles, worauf sich der Sterbende gern konzentriert, ist erlaubt und erwünscht. Sei es Musik, Malen, Meditation, seit langem gepflegte Rituale, Modellieren, Lesen, Gebete, … Sollte einem in der besonderen Situation auf Anhieb nichts einfallen, kann vielleicht an vergangene Zeiten oder die Kindheit zurückgedacht werden. Was hat den Betroffenen damals vollkommen in Beschlag genommen? Vielleicht gibt es da etwas, was jetzt noch einmal helfen kann.

Wenn Sterbende außer sich geraten, innere und körperliche Unruhe anwachsen, kann eine Atemübung helfen. Wenn sich ein Mensch für einige Zeit auf die Atmung konzentriert, beruhigt er sich und erhält Abstand sowie Übersicht zurück. Mit der Lenkung der Aufmerksamkeit auf eine tiefe und gleichmäßige Bauchatmung hat man eine kostenlose und immer anwendbare Methode zur Hand, die zudem sehr wirkungsvoll ist. Weitere Atemübungen sind auf der Seite 71 ff. beschrieben.

Ein fester Rhythmus mit gleichbleibenden Aufsteh-, Essens- und Schlafenszeiten kann stabilisierend und haltgebend wirken. Wichtig sind dabei die Möglichkeiten und Vorlieben des Sterbenden.

Ebenso wird ein wiederkehrender Raum für den Dialog, in dem ausgesprochen werden kann, was einem auf dem Herzen liegt, wofür der Sterbende dankbar ist und in dem Ängste und Sorgen zur Sprache kommen können, den depressiven Verstimmungen und Stimmungsschwankungen die Spitze nehmen.

Wenn möglich, nutzen Sie Spaziergänge oder -fahrten an der frischen Luft, natürlich mit wettergerechter Kleidung. Tageslicht und frische Luft verbinden uns mit der Natur, können Stimmungsaufhellung, Orientierung und Stabilisierung schaffen. Bei stärkerer Einschränkung kann vielleicht das Bett oder der Rollstuhl auf den Balkon und die Terrasse geschoben werden.

Die Meditation, insbesondere die Achtsamkeitsmeditation, z.B. die Atembetrachtung, ist inzwischen eine bewährte Methode bei Melancholie, depressiver Verstimmung und Stimmungsschwankungen. Sie kann schnell und einfach erlernt werden und somit für jeden Menschen dienlich sein. Selbst bei Ungeübten werden rasch positive Wirkungen sichtbar. Am Ende des Ratgebers finden Sie Literaturhinweise zum Erlernen von Meditation.

Kapitel 10:
Hilfreiche Berührung

Oftmals sind schwerkranke und sterbende Menschen in ihrer Beweglichkeit eingeschränkt. Das Körpergefühl und die Orientierung leiden darunter. Zusätzlich können sich Durchblutungsstörungen und Schmerzen einstellen. Hinzu kommt, dass die körperliche Sensibilität in der Sterbephase zunimmt. Berührung, Einreibung und Massage können die abnehmende körperliche Aktivität ausgleichen, Beschwerden erleichtern und dem Sterbenden dabei helfen, zur Ruhe zu kommen: Die Produktion von Stresshormonen sinkt, während die vermehrte Ausschüttung von Serotonin und Dopamin antidepressiv und belebend wirkt.

Berührung ist Nahrung für unseren Leib und unser geistig-seelisches Wohlbefinden. Allein durch den Körperkontakt entfaltet sich eine therapeutische Wirkung, die über den unmittelbaren Einfluss auf die behandelten Stellen des Körpers hinausgeht und den gesamten Organismus und die Psyche einschließt. Die Hinwendung zum Menschen ist mit Sicherheit der bedeutendste Anteil an dem wohltuenden Effekt. Durch Berührung, Einreibung und Massage wird meistens ein Gefühl von Wärme, Sicherheit und Entspannung erzeugt sowie Kraft und Zuversicht gespendet. Nahestehende

Personen und zugewandtes, pflegerisches und medizinisches Personal können durch bewusste und ehrlich gemeinte Berührung Nähe und Trost geben.

Distanz wahrnehmen und achten

Körperlicher Kontakt ist hilfreich, sollte aber nicht festhaltend oder besitzergreifend und vereinnahmend sein. Oft teilen kranke oder sterbende Mensch selbst mit, wenn sie berührt werden möchten und wie sie sich Körperkontakt vorstellen, aber auch, wenn sie keine Berührung möchten. Allerdings ist es nicht jedem gegeben, darüber zu sprechen. Es bleibt daher zu wünschen, dass alle Personen, die mit ihm oder ihr in Körperkontakt gehen, dies sorgsam und rücksichtsvoll tun.

Als Angehörige und nahestehende Personen wissen Sie meistens gut Bescheid, welche Art von Berührung passend ist. Sollten sich der oder die Sterbende in sich zurückgezogen haben, schon „weit weg" erscheinen oder von Unruhe erfasst werden, können Sie die momentane Situation durch passendes Halten und eine körperliche Verbindung erleichtern. Wenn Sie weniger mit den Sterbenden vertraut sind, fragen Sie am besten nach.

Der Körperkontakt ist selbstverständlich auf die besondere Situation (z. B. auf Schmerzen) auszurichten und sollte, falls erwünscht, besonders vorsichtig stattfinden. Das Anfassen mit der ganzen Handfläche wird als wohltuender empfunden. Eine allgemeine Voraussetzung sind warme Hände. Im Verlaufe des Sterbens werden grundsätzlich langsamere und behutsamere Bewegungen bei der Berührung sowie das Halten und sanftes Streicheln angebracht sein.

Berührung als Kommunikation

Durch das Berühren, Einreiben und die sanfte Massage kann die Verbindung zwischen nahestehenden Menschen aufrechterhalten werden, auch wenn der Schwerkranke und Sterbende wenig oder nicht mehr verbal kommuniziert. Sie helfen, die Wechselbeziehung mit der Außenwelt aufrechtzuerhalten. Der Körperkontakt lässt sie wissen, dass jemand da und bei ihnen ist. Diese körperliche Nähe gibt Geborgenheit und beruhigt. Für manche Menschen ist es tröstlich und hilfreich, wenn die Hand bis zum letzten Augenblick gehalten wird.

Dabei ist es nicht wichtig, berühren zu können oder Massage und Einreibungen professionell erlernt zu haben. Entscheidend sind die wertschätzende Einstellung und die aufrichtige Hinwendung. Beispielsweise legen sich Partner und Partnerinnen an die Seite ihres geliebten Menschen, so dass die verbleibenden Stunden in großer Nähe erlebt werden können. Sollte das Bewusstsein eines sterbenden Menschen getrübt sein, ist es unerlässlich, den Umgang, insbesondere das Anfassen, mit großer Sorgfalt zu pflegen und auf vertraute Berührungen zurückzugreifen. Findet kaum noch Kommunikation statt, sind die Reaktionen des Berührten zu beobachten und das Handeln danach auszurichten.

Was zu beachten ist

In den vorhergehenden Kapiteln war schon viel von Berührung und Einreibungen die Rede. Sie können durch den Körperkontakt selbst, durch Dehnungs-, Zug- und Druckreiz wirken und körperliche wie seelische Beschwerden lindern. Voraussetzung für einen wohltuenden Körperkontakt sind eine warme Umgebung, warme Hände des

Berührenden, Ruhe und genügend Zeit sowie eine bequeme und schmerzfreie Position des Berührten.

Achtung!

Massagen und kräftige Einreibungen sind bei allen akuten Entzündungen ungeeignet. Dazu zählen entzündete Gelenke, fieberhafte Erkrankungen und Erkrankungen der Gefäße, wodurch der Körper bereits stark beansprucht ist und durch die Behandlung zusätzlich belastet wird. Bei ansteckenden Hauterkrankungen kann der Kontakt zur Verschlechterung der Krankheit, Verschleppung von Keimen oder einer Infizierung des Berührenden führen.

Ebenso ist bei einer traumatischen Verletzung die Massage und kräftige Einreibung wegen des Druckes auf das entsprechende Gewebe tabu. Gleiches gilt für Krampfadern, weil sich durch die Einwirkung auf die Arme und Beine Thromben lösen können.

Sind aus den oben genannten Gründen kräftige Einreibungen und Massagen nicht möglich, stehen als Alternative die sanfte Einreibung, das Halten und lediglich Berühren, z. B. mit einem unterstützenden Öl, zur Verfügung.

Von der sanften Berührung bis zur kräftigenden Einreibung

Im Vordergrund stehen die Hinwendung und die Unterstützung des Wohlbefindens. Dabei kann sanfte Berührung und tröstendes Halten ein Geschenk in der Zeit des Abschieds sein. Voraussetzung ist in jedem Fall, dass der sterbende Mensch ein Bedürfnis nach Körperkontakt hat und sein Einverständnis gibt.

Das schweigende Händehalten zeigt dem Sterbenden, dass er nicht allein gelassen wird und wohltuende Nähe erleben kann. Dieses liebevolle Dasein kann mit einem duftenden Öl verstärkt werden, z. B. das Rosenblütenöl Rosa e floribus 10 %, Oleum (WALA) oder das Lavendel Entspannungsöl (Weleda).

Kalte Hände und Füße einfach in warmen Händen halten. Mit dem Solum Öl oder Rosmarinus, Oleum aethereum 10 % (WALA) werden die Durchblutung und der Wärmehaushalt zusätzlich angeregt. Anschließend kann noch die Wärmflasche zum Einsatz kommen.

Wenn der Körper kaum noch eine schützende Fettschicht hat, die Haut sehr dünn und empfindlich ist, können die Arme und Hände eher langsam und behutsam mit weichen Socken ausgestrichen werden. Wenn es eine ausgediente Socke ist, kann zusätzlich ein wohlriechendes Öl oder eine rückfettende Lotion genutzt werden.

Auch die Ausstreichungen schmerzhafter Extremitäten können sichtlich angenehm sein. Werden beispielsweise ein Johanniskrautöl (z. B. von Maienfelser Naturkosmetik Manufaktur) eingesetzt und zusätzlich schmerzlindernde, ätherische Öle angewandt, kann sich dieser Effekt noch verstärken.

In 50 ml Johanniskrautöl 10 Tropfen ätherisches Öl oder eine Mischung aus höchstens vier passenden Essenzen geben und kräftig schütteln. Geeignet sind das ätherische Öl von Lavendel (fein und extra), Rosengeranie, Kiefer, Eukalyptus, Wacholder, Kardamom, Lorbeer, Manuka und Majoran.

Um das Entspannen zu fördern, Momente der Ruhe und Geborgenheit zu schaffen und sogar die Atmung zu vertiefen, ist eine leichte Fußmassage, z. B. mit Lavendel Entspannungsöl (Weleda), Moor Lavendel Pflegeöl (Dr. Hauschka) oder Abendrot Körperöl (Maienfelser Naturkosmetik

Manufaktur) hilfreich. Eine leichte Fußmassage kann sowohl am Tag als auch vor dem Schlafen durchgeführt werden. Sind die Füße und Unterschenkel sehr empfindlich, greifen die Massierenden wieder zur weichen Socke.

Eine einfache Massage der Hände und Unterarme bzw. der Füße und Unterschenkel kann man in einem Kurs erlernen oder sich von einer professionell ausgebildeten Person zeigen lassen. Ist das nicht möglich, sind oben beschriebene Streichungen bzw. Ausstreichungen vollkommen ausreichend. Langsame und mit mäßigem Druck ausgeführte Griffe wirken entspannend auf die Muskulatur und beruhigend.

Die Einreibung der Brust (Seite 65) kann bei Unruhe, starkem Herzklopfen, Schlafstörungen und Atembeschwerden eine angenehme Unterstützung sein.

Eine weitere Methode der Berührung ist die atemstimulierende Einreibung (Seite 62 ff.). Sie ist unkompliziert, schnell zu erlernen und leistet dennoch hervorragende Dienste. Nicht nur bei Atembeschwerden ist sie angeraten, sondern auch zur Orientierung, Beruhigung und Schlafförderung.

Professionelle Berührungen

Die Physiotherapie und verschiedene Massagen haben zum Ziel, die Körper- und Organfunktionen positiv zu beeinflussen und zu stabilisieren sowie die Beweglichkeit ein Stück weit aufrecht zu erhalten. Die Vorbeugung von Schmerzen und die allgemeine Unterstützung des momentanen Zustandes kann ebenfalls Aufgabe der Physiotherapie und professionell durchgeführter Massagen, wie Fußreflexzonenmassage, Ganzheitliche Massage, Akupressur, manuelle Lymphdrainage, Rhythmische Massage, Hot Stone Massage, Shiatsu-Massage und weitere sein.

Das behandelnde medizinische Personal kann eine Verordnung für physiotherapeutische Behandlungen ausschreiben, so dass die Krankenkasse ganz oder teilweise die Kosten übernimmt.

Die Sinne berühren

Der Körperkontakt, also das Berühren, Einreiben und Massieren, eignet sich wunderbar zur Aufrechterhaltung einer intimen Verbindung, fördert Zugehörigkeit und Halt in der Zeit des Abschiednehmens und Sterbens und stellt eine bedeutsame körperliche und seelische Unterstützung dar. Hinzu kommt, dass auch die Sinne angeregt und berührt werden können. Dieser Aspekt wird mit ein paar Utensilien noch verstärkt und im Folgenden vorgestellt. So werden zusätzlich Momente geschaffen, die wohltuend den Alltag, aber auch Anspannung und negative Gedanken unterbrechen. Es gilt nach wie vor der Grundsatz, dass die Vorlieben und Bedürfnisse des Sterbenden entscheiden.

Duft und Geschmack

Wohlriechende Öle und Lotionen sowie ätherische Essenzen, wie sie in den vorhergehenden Kapiteln genannt wurden, pflegen die Haut, wirken auf der körperlichen Ebene und erzeugen ein angenehmes Lebensgefühl. Man kann sie zum Händehalten, sanften Ausstreichen und Streicheln, zur leichten bis kräftigenden Einreibung und Massage einsetzen.

Musik, Vogelgezwitscher und Gesang

Sind Worte im Moment nicht bedeutend oder nicht mehr möglich, kann zur Begleitung des Miteinanders und Berührens Musik ausgesucht werden. Machen Sie das Fenster auf, damit gemeinsam Vogelgesang bzw. Gezwitscher gelauscht werden kann. Beim innigen

Händehalten bzw. Halten eines Körperteils, beim sanften Ausstreichen und Streicheln, bei der leichten Hand- bzw. Fußmassage darf selbstverständlich auch gesummt und gesungen werden.

Bilder und Fotos

Mit Bildern und Fotos aus dem Leben der Sterbenden können Erinnerungen aufsteigen, gefühlvolle Augenblicke entstehen und Abschied zugelassen werden. Sie können in die Berührungen, Einreibungen und Massagen integriert werden, z. B. kann ein spezielles Bild oder Foto den Körperkontakt einleiten und auf den Nachttisch gestellt werden. Während der wohltuenden Berührung kommen dann möglicherweise Gedanken, Erinnerungen und Gefühle auf.

Kapitel 11:
Unterstützung der begleitenden Angehörigen

Von der Wichtigkeit, Ansprechpartner und persönliche Hilfe zu haben

Es ist selbstverständlich, dass ein Mensch Unterstützung benötigt, um auf die Welt zu gelangen. Genauso brauchen wir Beistand, um sie zu verlassen. Obwohl wir alle wissen, dass wir sterben werden, bleibt es ein schwieriger und oftmals angstvoller Weg, den letztlich jeder allein gehen muss. Immer kommt die Nachricht, nicht mehr gesund zu werden, überraschend und verändert ein ganzes Leben. Mit einer schwerwiegenden Diagnose bricht wahrscheinlich eine Flut von Gefühlen und Gedanken auf einen ein. Einen klaren Kopf zu behalten und alles Nötige zu regeln, scheint fast unmöglich. In dieser Situation Menschen in der Nähe zu wissen, die sich einem zuwenden, zuhören und dableiben, wenn es unangenehm wird, ist eine große Erleichterung und Stütze für jeden Schwerkranken und Sterbenden.

Angehörige und gute Freunde finden sich häufig ganz plötzlich und unvorbereitet in einer Situation wieder, alles übernehmen zu müssen. Sie rutschen sozusagen in eine andere Rolle hinein und benötigen nun viel Einfühlungsvermögen und Fachkenntnis, um ihr auch gerecht zu werden. Jetzt ist es gut und wichtig, sich frühzeitig Ansprechpartner und Hilfe zu suchen – nicht nur zur Unterstützung bürokratischer Hürden und bei der Pflege, sondern auch für sich selbst und das eigene Seelenheil. Ansprechpartner und Hilfe können Sozialarbeiter/innen oder Mitarbeiter/innen im Krankenhaus oder Beratungen der Wohlfahrtsverbände sowie Hospizdienste, die nach Hause kommen, und seelsorgende Personen sein. Sie sind geschult, so dass sich die Angehörigen ruhig diesen Menschen anvertrauen können. Hilfe leisten sie dabei, die Übersicht zu behalten, auch darüber, was über den Tod hinaus geregelt werden muss. Sie geben Rat und bieten das Gespräch an, damit all die Eindrücke, Gefühle und Gedanken wenigstens ansatzweise verdaut werden können.

Nicht nur für die Sterbenden, auch für die begleitenden Personen trägt es zum Wohlbefinden bei, wenn sie das Gefühl haben, alles Notwendige geregelt und die Dinge in guten Händen zu wissen.

Unterstützung durch Angehörige, Freunde und Nachbarn

Für sterbende Menschen ist der Kontakt zu Angehörigen, Freunden und Nachbarn essentiell. Zugehörig und gut aufgehoben zu sein, schenkt Geborgenheit und Trost. In unserer Gesellschaft ist es nicht leicht, über schwere Krankheiten, das Sterben und den Tod zu sprechen. Oft auch nicht im nahen Umfeld. Manchmal möchten sich Partner und Freunde gegenseitig schonen und vermeiden diese Themen. Manchmal fehlen einfach die Worte, oder die Angst, von Schmerz und Trauer fortgerissen zu werden, überwiegt. Dennoch scheint es von Vorteil zu sein, die Kommunikation aufrecht zu erhalten. So entstehen

Gelegenheiten, sich zu verabschieden und auszusprechen, was noch zu sagen ist.

Das Erfahren von Zuwendung, Anerkennung und Liebe ist durchaus gegenseitig. Nicht selten erleben Angehörige und Freunde die Zeit am Kranken- und Sterbebett als eine sehr intensive und liebevolle Zeit.

Angehörige können mit all den Aufgaben, die sie nun zu bewältigen haben, schnell mehr als ausgelastet sein. Bisweilen fallen sie als Gesprächspartner aus, weil ihre Trauer und ihr Schmerz ein ehrliches und offenes Gespräch nicht zu lassen. Deshalb sind andere Ansprech- und Gesprächspartner wichtig – für die Sterbenden und für die Angehörigen.

Unterstützung durch Hospizdienste und seelsorgende Menschen

Hospizdienste sind in allen Regionen Deutschlands eingerichtet. Sie führen entweder ein stationäres Hospiz oder besuchen die schwerkranken und sterbenden Menschen in ihrem Zuhause.

Ihr Ziel ist es, zu einem würdigen und geborgenen Sterben beizutragen und sich persönlich Betroffenen, ihren Angehörigen und Freunden zuzuwenden. Sie setzen sich für lindernde, statt lebensverlängernde Maßnahmen sowie für eine angemessene Schmerztherapie ein. Bei Sorgen, Alltags- und Lebensproblemen helfen die Haupt- und Ehrenamtlichen genauso wie beim Erstellen einer Patientenverfügung, Vorsorgevollmacht oder Betreuungsverfügung. Im Gegensatz zum stationären Hospizdienst übernimmt der ambulante keine Pflege und keine ärztliche Betreuung, sondern versteht sich als Ergänzung zu den Angeboten der Pflegedienste und der Betreuung durch die Ärztinnen und Ärzte.

Wenn Hilfe durch einen Hospizdienst gewünscht ist, werden die Betroffenen nach einem ersten telefonischen Kontakt zunächst von hauptamtlichen Koordinatoren besucht. Danach werden Ehrenamtliche mit der weiteren Begleitung beauftragt. Sie engagieren sich mit viel Aufmerksamkeit, Verständnis und persönlicher Zuwendung. Ehrenamtliche Hospizkräfte werden in einem einjährigen Kurs sorgfältig auf den Umgang mit schwerkranken und sterbenden Menschen, ihren Angehörigen und Freunden vorbereitet und kontinuierlich durch Hauptamtliche in ihrer Arbeit begleitet. Unabhängig vom Hospizdienst stehen weiterhin auch Sozialarbeiter/innen, Pastor/in und Krankenpflegepersonal zur Verfügung. Alle Mitarbeiter/innen unterliegen der Schweigepflicht.

Die größte Hilfe durch den Hospizdienst ist die Zeit, die sich die Mitarbeiterinnen und Mitarbeiter nehmen – für die Sterbenden, aber auch für die Angehörigen. Sie sind Beistand beim Abschiednehmen, sprechen mit Ihnen über Krankheit und Sterben, Sorgen und Nöte und über alles, was einen bewegt. Sie können einfach da sein, kleine Besorgungen erledigen, vorlesen, Briefe schreiben und die Angehörigen zeitlich und emotional entlasten. Zudem sind sie für Angehörige und Freunde in der Zeit der Trauer da und bieten Einzelgespräche, Trauercafé oder Trauergruppen an.

Die Seelsorge ist ein unentbehrlicher Teil der ganzheitlichen Versorgung schwerkranker und sterbender Menschen. Fragen nach dem Sinn des Lebens und Sterbens sowie nach dem, was nach dem Tod kommt, bewegt auch das begleitende Umfeld. Nicht selten fällt es leichter, mit jemandem sprechen zu können, der einem nicht so nahesteht. Trauen Sie sich ruhig, nach einem Seelsorger/ einer Seelsorgerin zu fragen, auch wenn Sie nicht konfessionell gebunden sind. Diese Gespräche spenden oftmals Trost, Hoffnung und Beruhigung. Diese Art von Beistand kann helfen, schwierige Themen auf den Tisch zu bringen oder eine Sprache zu finden, obwohl möglicherweise Sprachlosigkeit vorherrscht.

Wie die Angehörigen für sich selbst sorgen können

Die Entscheidung, einem Sterbenden zur Seite zu stehen, kann ein sehr befriedigendes Gefühl sein. Jedoch können einem bei schwerkranken und sterbenden Menschen die übernommenen Aufgaben schnell über den Kopf wachsen. Oft merken die helfenden Personen zu spät, wie anspruchsvoll und zehrend, sowohl körperlich als auch seelisch-geistig, diese Begleitung ist. Nicht selten stehen zudem die Angehörigen nun mit allen Alltagsaufgaben und anstehenden Entscheidungen allein dar. Nicht zu vergessen ist, dass sie bereits trauern – um ihren Verlust und das Ende einer gemeinsamen Zeit.

Deshalb ist es wichtig, dass Angehörige oder andere begleitende Personen an sich selbst denken. Zum einen, damit sie nicht ihre eigene Gesundheit gefährden, zum anderen, damit sie verständnisvolle Partnerinnen und Partner für den Sterbenden bleiben können. Häufig machen sich Angehörige oder begleitende Personen noch lange Vorwürfe, dass sie in mancher Situation Ungeduld und Gereiztheit an den Tag legten, nicht mit Absicht, sondern aus Überforderung. Um bestmögliche Begegnungen zu schaffen und den Alltag im Sterben zu meistern, sind seelische und körperliche Entlastung und die Einrichtung von Freiräumen sicherlich notwendig.

Erfahrungsgemäß kann die Aufstellung von Tages-, Wochen- und Monatsplänen hilfreich sein, in die von Anfang an Pausen und Rückzugsmöglichkeiten eingeplant werden. Vielleicht versuchen Sie, feststehende Termine beizubehalten, wie Kirchenchor, Sport, Skatabend, Kaffeekränzchen usw. Es wird gewiss unumgänglich sein, Hilfe in Anspruch zu nehmen: professionelle Unterstützung durch einen Pflegedienst, eine angepasste medizinische Betreuung, geschulte Hospizdienste und eine seelsorgende Person sowie Hilfe von Freunden, Verwandten und Nachbarn. Manchmal kann am Ende des Lebens die pflegerische und medizinische Fürsorge so aufwendig werden, dass sie nicht mehr zu Haus bewältigt werden kann. Dann ist die Überführung in eine passende Einrichtung, wie ein Hospiz oder eine Palliativstation, sinnvoll.

Die Begleitung eines schwerkranken und sterbenden Menschen ist und bleibt eine große Herausforderung, die viel Zeit ausfüllt. Dennoch wirkt es zunehmend entlastend, wenn soziale Kontakte gepflegt werden, sich Angehörige und begleitende Personen öfter mit wohltuenden Menschen umgeben und sich ab und zu verwöhnen lassen. Niemand kann wissen, wie es einem tatsächlich geht, und alle Menschen haben vorrangig mit ihren eigenen Sorgen zu tun. Aus diesem Grund ist es elementar, dass Sie sich mitteilen sowie Nahestehenden Ihre Sorgen anvertrauen.

Eine Rose für die Angehörigen

Es gibt zahlreiche Heilpflanzen und naturheilkundliche Maßnahmen, die vornehmlich die Person unterstützen, die einen schwerkranken und sterbenden Menschen begleitet. Viele der in diesem Ratgeber erwähnten Heilmittel stehen selbstverständlich auch Ihnen je nach Bedarf zur Verfügung, z. B. wenn der Druck Sie nicht schlafen lässt, können Sie unter „Ein- und Durchschlafstörungen" nachschauen.

Eine Heilpflanze sei speziell erwähnt: die Rose. Sie ist eine sanfte, aber zuverlässige Trösterin, das „Verwöhnprogramm" in herausfordernden Zeiten. So können sich Angehörige bzw. begleitende Personen hin und wieder eine Rose kaufen und in einer hübschen Vase für sich aufstellen. Das Wildrosen Cremebad (Weleda) und das Rosen Bad (Dr. Hauschka) sind Beispiele für Erholung und Wellness, die sich zu Hause umsetzen lassen. Leidet der Rücken unter der Begleitung, sind Physiotherapie oder professionelle Massage weitere Möglichkeiten der Linderung. Dazu kann ein wohltuendes Rosenöl mitgenommen werden, z. B. Körperbutter Rosenblüte oder Edle Rose Körperöl (Maienfelser Naturkosmetik Manufaktur). Ein Geschenk für die Seele, und nicht nur die, ist ein Tröpfchen ätherisches Rosenblütenöl, z. B. auf das Kopfkissen zur Nacht geträufelt.

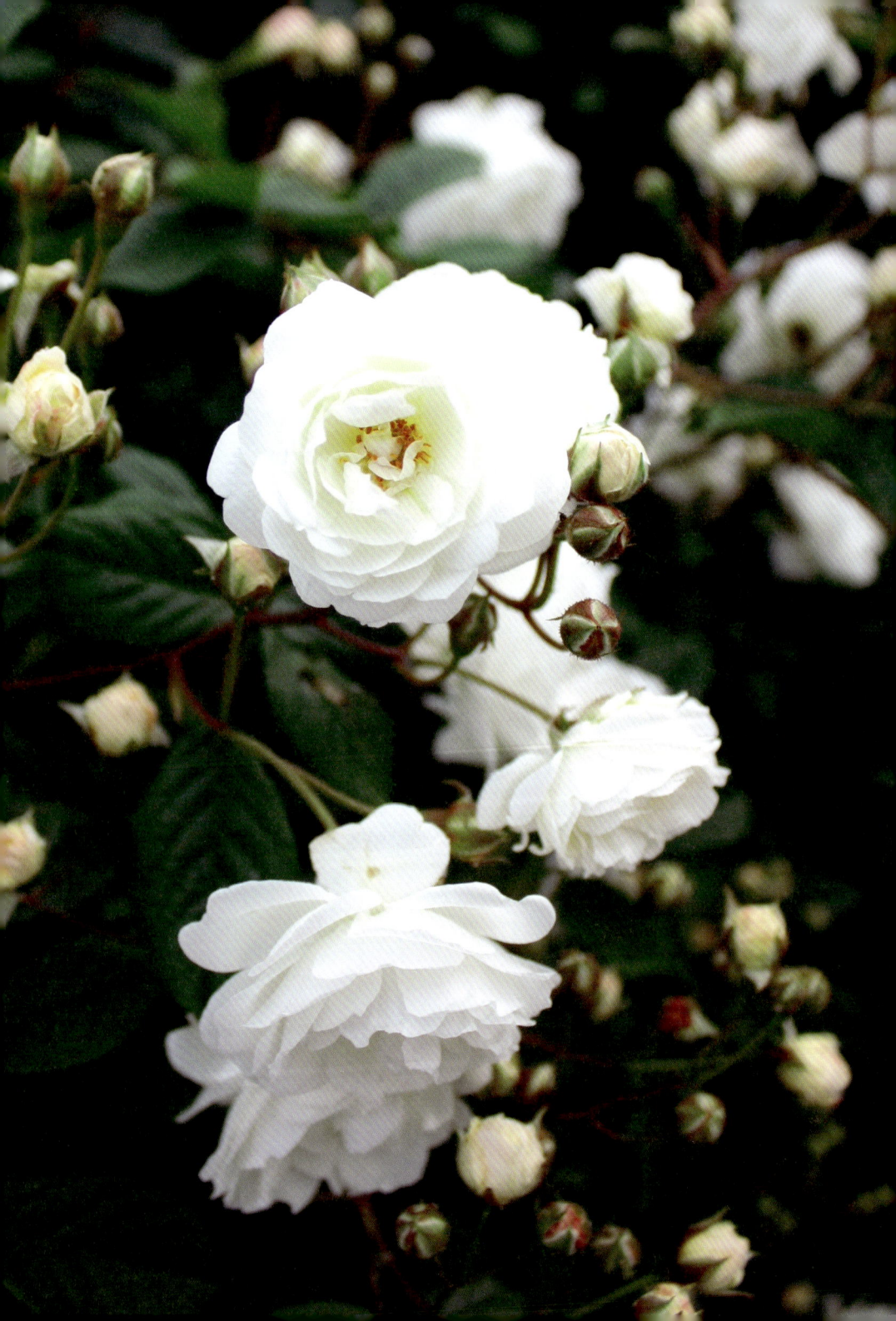

Kapitel 12:
Palliative Betreuung und Schmerztherapie

Entscheiden sich schwerkranke Menschen dafür, ihren letzten Lebensabschnitt zu Haus zu verbringen, übernehmen palliatives Medizinpersonal oder die Hausärztinnen und Hausärzte die weiteren Behandlungen und die Schmerztherapie. Mancherorts gibt es Hospiz- oder Palliativ-Schwestern und -Pfleger, die auf die Pflege von Schwerkranken und Sterbenden im häuslichen Umfeld spezialisiert sind. Sie unterstützen u.a. die Hausärzte und den Pflegedienst bei speziellen Problemen der Schmerzbehandlung. Informationen erhalten Sie bei Sozialdiensten der Krankenhäuser, z.B.:

- zu finanziellen Fragen der Pflegeversicherung,
- zur personellen Unterstützung bei der täglichen Pflege,
- zur Hilfe von Sozialdiensten oder
- zur seelsorgerischen Unterstützung.

Die Pflege- bzw. Krankenkasse kann ebenfalls Auskunft zu Pflegegeld und Leistungen geben. Es ist auf jeden Fall hilfreich, Kontakt zu den Sozialstationen der Wohlfahrtsverbände in der Nähe oder zu einem privaten Pflegedienst aufzunehmen. Sie wissen über die Inanspruchnahme von Leistungen sehr gut Bescheid und unterstützen Sie bei Bedarf.

Hilfe geben auch die Internationale Gesellschaft für Sterbebegleitung und Lebensbeistand (IGSL e.V.), Hospizdienste, die Deutsche Krebshilfe und andere Organisationen, die das Sterben bestmöglich begleiten. Unter „Rat und Informationen" finden Sie die entsprechenden Kontaktdaten.

Palliative Betreuung

Sterbende Menschen haben einen Anspruch auf allgemeine und spezialisierte ambulante Palliativversorgung (AAPV und SAPV), wenn sie gesetzlich versichert sind. Diese Fürsorge soll die Lebenssituation von Menschen verbessern, die aufgrund einer komplizierten, weit fortgeschrittenen Erkrankung in besonderem Maße einer medizinischen und pflegerischen Versorgung im häuslichen Umfeld bedürfen. Dabei stehen die Beherrschung von Schmerzen, anderen Krankheitsbeschwerden sowie psychologische, soziale und spirituelle Fragen im Vordergrund, also die ganzheitliche Betreuung. Die Lebensqualität hat höchste Priorität. Ziel ist es, den Sterbenden ein möglichst beschwerde- und schmerzfreies Dasein zu ermöglichen.

Schwerkranke und sterbende Menschen haben grundsätzlich das Recht, Behandlungen abzulehnen und aufgrund des Verzichts möglicherweise zu sterben oder früher zu sterben. Sie haben genauso das Recht, alle zur Verfügung stehenden Maßnahmen in Anspruch zu nehmen, um Linderung und Verbesserung ihres Zustandes zu erreichen. Die ambulante Palliativversorgung ist eine Leistung der Krankenkassen, die ärztlich verordnet und deren Umsetzung von verschiedenen Berufsgruppen wie Pflegekräften, medizinischem Personal und Physiotherapeuten gewährleistet wird.

Fehlen in der Region Anbieter der Palliativversorgung, suchen Sie rechtzeitig das Gespräch mit den Hausärzten. Sind diese bereit, regelmäßig und auch auf Zuruf Hausbesuche durchzuführen sowie damit einverstanden, nur solche Maßnahmen zu ergreifen, die die Beschwerden lindern? Sind sie in der modernen Schmerztherapie geschult? Solche und ähnliche Fragen sollten im Vorfeld abgeklärt werden.

Die Moderne Schmerztherapie

Schwere Krankheiten, deren Behandlungen und der Verlauf selbst können Schmerzen hervorrufen, nicht selten sogar erhebliche. Die medizinische Versorgung legt den Schwerpunkt auf die Schmerztherapie. Das erleichtert vielen Menschen das Abschiednehmen und ermöglicht mehr Sterbenden, ihrem Wunsch nachzukommen, im häuslichen Umfeld bis zum Ende betreut zu werden. Zur modernen Schmerztherapie gehören die medikamentöse Versorgung und das genaue Abstimmen der Medikamente auf die individuellen Bedürfnisse. Selbstverständlich kann auch mit naturheilkundlichen Methoden ein Beitrag zur modernen Schmerztherapie geleistet werden (siehe auch weiter oben „Umgang mit Schmerzen").

Die medikamentöse Schmerztherapie

Für ein angstfreies, weitgehend schmerzgelindertes und würdevolles Sterben gibt es eine Reihe von unterschiedlich starken Mitteln. Das medizinische Personal findet die passenden Medikamente und deren Darreichungsformen mit der präzisen Schilderung der Schmerzen und des Allgemeinbefindens. Die Schmerzmittel werden nach einem festen Zeitplan verabreicht. In der Regel sind sie zum Schlucken, außerdem werden sie als Pflaster, Zäpfchen, Injektion oder mittels einer Schmerzpumpe verabreicht.

Moderne Schmerzmittel geben ihre Wirkstoffe über einen Zeitraum von 8–12 Stunden ab. Bevor die Medikamentenkonzentration im Blut soweit absinkt, dass wieder Schmerzen auftreten, wird die nächste Dosis eingenommen. Das entspricht der vorwegnehmenden Gabe. Mit dieser einfachen Methode kann zum großen Teil Schmerzfreiheit oder zumindest weitgehende Schmerzlinderung erreicht werden.

Nebenwirkungen der Schmerzmittel

Die wirkungsvollen und starken Schmerzmittel verursachen meist Nebenwirkungen. Im Folgenden werden diese und einige Gegenmaßnahmen vorgestellt. Übelkeit tritt häufig auf, manchmal Erbrechen, Schwindel und Müdigkeit. Es wäre gut, wenn der vermehrte Schlaf als Erholung genutzt werden kann. Übelkeit und Erbrechen können mit Medikamenten wie Metoclopramid-Tropfen wirksam bekämpft werden. Im Kapitel „Ernährung und Verdauung" finden Sie eine Reihe naturheilkundlicher Hilfen gegen Übelkeit. Nach 2–3 Wochen vergeht zumindest ein Teil der Symptome.

Mit der Gabe der meisten Opiate stellt sich die Verstopfung ein. Sie bleibt als unangenehmes Symptom während der gesamten Therapiedauer bestehen. Zur Linderung kann man in diesem Fall auf konventionelle Präparate zurückgreifen, z.B. Natriumpicosulfat Tropfen (Laxoberal®), die sich sehr fein dosieren lassen. Bekannt ist weiterhin Lactulose, die allerdings öfter Blähungen verursacht. Die Naturheilkunde hält ebenfalls einige Möglichkeiten und Medikamente gegen Verstopfung bereit (siehe Kapitel „Ernährung und Verdauung").

Vorurteile gegenüber starken Schmerzmitteln

Die modernen Therapieverfahren können selbst bei starken Schmerzen helfen oder sie zumindest erträglich machen. Leider gibt es immer noch eine Menge Vorurteile und Angst, so dass etliche Menschen unnötig leiden. Viele Schmerzmittel enthalten Morphin, das zu den Opiaten zählt. Es ist als Wirkstoff bei starken und stärksten Schmerzen hilfreich. Schon seit Jahrtausenden liefert der Schlafmohn dieses wirksame Schmerz- und Schlafmittel. Häufig wird ein Dahindämmern, eine Beeinträchtigung der geistigen Wachheit und Kommunikationsfähigkeit durch den wirksamen Inhaltsstoff befürchtet. Des Weiteren werden Sucht und Gewöhnung angenommen. Jedoch hat es sich erwiesen, dass die starken Schmerzmittel lange gegeben werden können, ohne dass eine Sucht entsteht.

Wenn die passenden Mittel von geschultem Personal eingestellt werden, kann nach wenigen Wochen die Müdigkeit nachlassen, und die Patienten atmen relativ beschwerdefrei durch.

Schwäche, Müdigkeit, Abnahme der Kommunikation und Wachheit gehören oftmals zum natürlichen Prozess des Sterbens und sind nicht unbedingt auf Medikamente zurückzuführen.

Körperliche Pflege durch einen Pflegedienst

Zur Unterstützung bei der täglichen Körperpflege, Hilfe bei der Haushaltsführung und der medizinischen Versorgung, z. B. das Spritzen, Verbände anlegen, Stützstrümpfe an- und ausziehen usw. kann auf einen Pflegedienst der Wohlfahrtsverbände oder einen privaten Pflegedienst zurückgegriffen werden. Pflegedienste bzw. Wohlfahrtsverbände bieten außerdem Kurse in häuslicher Krankenpflege an.

Auch im Bereich der Pflege gibt es die allgemeine und spezialisierte Ambulante Palliativversorgung, die im besonderen Maße auf die Bedürfnisse von schwerkranken und sterbenden Menschen eingehen kann.

Die Kosten für die medizinische Versorgung und Pflege

Es gibt heutzutage in vielfacher Weise finanzielle Unterstützung, wenn ein Schwerkranker oder Sterbender im häuslichen Umfeld gepflegt wird. Eine persönliche Beratung durch kompetentes Personal spart Zeit, Sorgen und Geld. An folgenden Stellen kann eine spezialisierte Besprechung erwartet werden:

- Sozialdienst der Krankenhäuser
- Kranken- bzw. Pflegekassen
- Sozialdienst „Hilfe zur Pflege" bei den Sozialämtern
- Beratungs- und Koordinierungsstellen der Sozialstationen
- Private Pflegedienste

Die Kosten für folgende Dienste können übernommen werden:

- Häusliche Krankenpflege wird für einen begrenzten Zeitraum von der Krankenkasse übernommen, z. B. nach einem Krankenhausaufenthalt. Des Weiteren wird die Grundpflege bei gegebener Voraussetzung zumindest teilweise von der Pflegeversicherung getragen. Die so genannte Behandlungspflege, die z. B. Injektionen, Wundversorgung oder Katheterpflege beinhaltet, wird zeitlich unbegrenzt von den Krankenkassen finanziert.
- Die hauswirtschaftliche Hilfe kann durch den Pflegedienst aufgefangen werden. Zusätzlich vermitteln Mobile Soziale Dienste und andere Organisationen Haushaltshilfen bzw. Familienpfleger/innen.
- Arzneikosten werden zum großen Teil ebenfalls von den Krankenkassen übernommen.
- Werden naturheilkundliche Medikamente verordnet, trägt zumindest ein Teil der Kranken- bzw. Pflegekasse die Kosten. Für konkrete Auskünfte wenden Sie sich bitte an die Kasse.

- Die Ausstattung mit technischen Hilfsmitteln (Pflegebett, Lagerungshilfen und Rollstuhl) und mit Pflegehilfsmitteln (Betteinlagen oder Einmalhandschuhe) wird je nach Bedarf individuell mit den Kranken- bzw. Pflegekassen geklärt. Hierbei hilft der Pflegedienst, der die häusliche Versorgung ausführt.
- Das behandelnde medizinische Personal kann eine Verordnung für physiotherapeutische Behandlungen ausschreiben, so dass die Krankenkasse ganz oder teilweise die Kosten übernimmt.

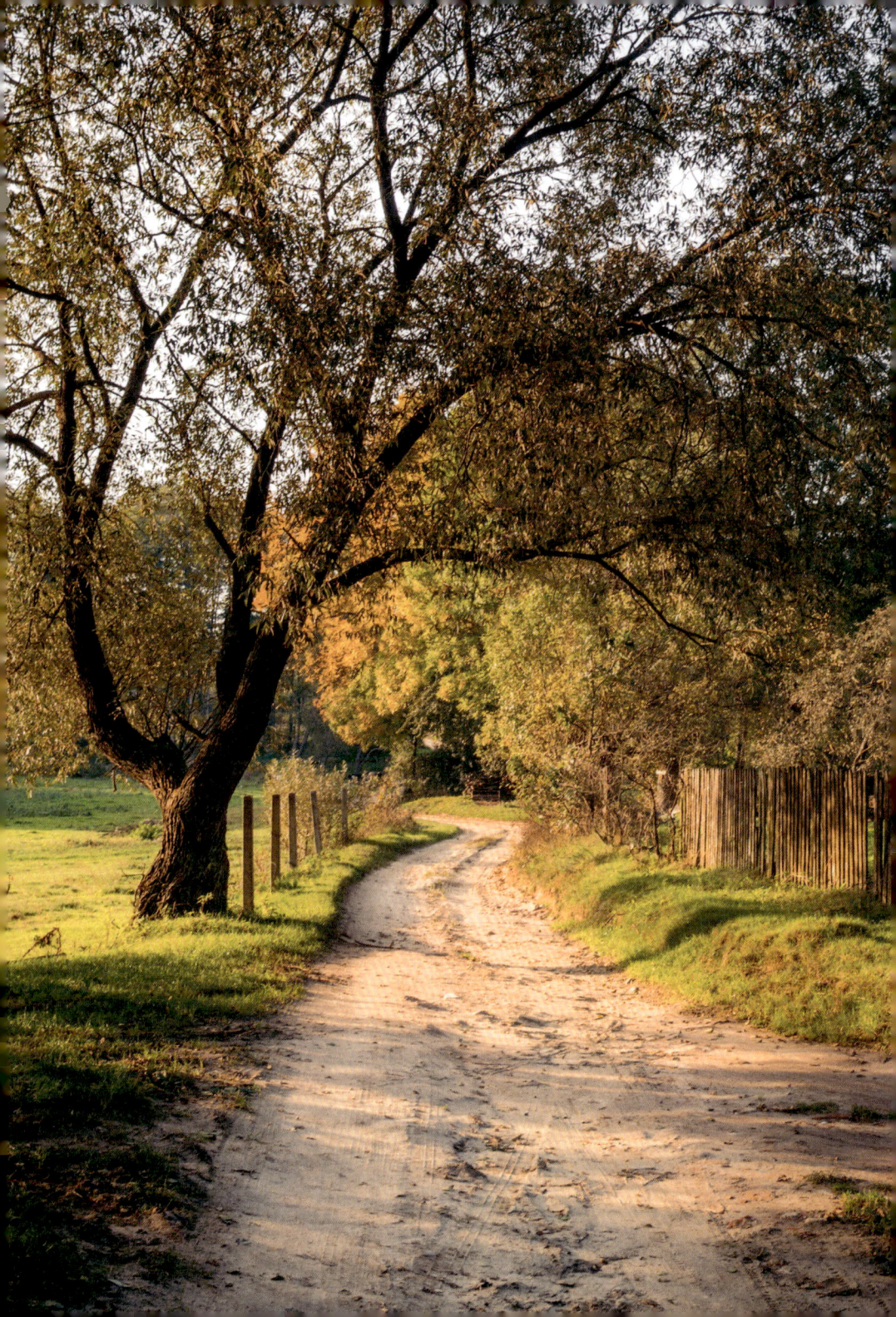

Kapitel 13:
Wie sich das Sterben ankündigt

So vielseitig und individuell, wie das Leben gelebt wird, so unterschiedlich wird gestorben. Im Prozess des Sterbens geht ein unverwechselbarer, persönlicher Lebensweg zu Ende, der von vielen Anhaltspunkten begleitet sein kann: Ruhen und Schlafen nehmen zu, die körperliche Kraft lässt im Laufe dieses Prozesses nach. Oftmals sinkt das Interesse an der Umwelt und dem Geschehen um einen herum. Phasen vermeintlichen Schlafens dienen vielleicht der Rückschau. Dafür ist ungestörte Ruhe wichtig. Oft bringen Sterbende zum Ausdruck, wenn sie Alleinsein benötigen oder sich nach einer haltenden Hand sehnen.

Ebenso geht das Verlangen nach Essen und Trinken zurück, oder beides wird ganz eingestellt. Es ist bekannt, dass Sterbende ihr Durstgefühl verlieren. Für sie scheint es eine natürliche Konsequenz zu sein, für die begleitenden Personen ist es nur schwer auszuhalten. Das mehrmalige Anbieten von Getränken dient dem Anfeuchten des Mundes und dem Wohlbefinden. Dennoch sollte es nie aufgedrängt werden. Viel wichtiger als die Flüssigkeitszufuhr ist daher die sorgfältige Mundpflege, die im Kapitel „Körperliche Pflege" näher beschrieben wird.

Im Schlaf und Halbschlaf befinden sich Sterbende nicht selten in einem Zustand, der sie weit weg erscheinen lässt. Es passiert häufiger, dass sie beim Erwachen die Umgebung nicht sofort erkennen, über Unbekannte oder bereits Verstorbene sprechen und die Augen ins Leere oder weit weg schauen. Das ist ein natürlicher Vorgang, und niemand sollte sie aus diesem Zustand holen wollen.

Einige Menschen werden im Sterben von innerer wie körperlicher Unruhe erfasst. Es kann sein, dass sie Sätze oder Fragen immer wiederholen, an Betttuch und Kleidung zupfen, Bewegungen mit den Armen und Beinen ausführen oder mit den Händen in die Luft greifen. Einige wollen in dieser Phase nicht allein sein und beruhigen sich etwas, wenn sie jemanden an ihrer Seite spüren. Im Kapitel „Seelisch-geistige Pflege" sind Anregungen aus der Naturheilkunde zusammengefasst, die auch in diesem Fall Unterstützung sein können. Die palliative Medizin hält ebenfalls beruhigende Medikamente bereit, wie Haloperidol oder Midazolam (Dormicum®).

Es kann vorkommen, dass einen Tag oder wenige Tage vor dem Tod, ein „Aufblühen" deutlich wird. Der Sterbende ist dann nochmal vollends klar, sucht beispielsweise das Gespräch, verlangt nach seiner Lieblingsspeise oder möchte noch einmal den Garten sehen.

Der nahe Tod kündigt sich vielfach durch schwächeren und schnelleren Puls an. Die Körpertemperatur sinkt, Arme und Beine werden kälter. Dauert diese Phase an, können warme Socken und eine Wärmflasche unterstützend sein. Manchmal kann dagegen ein starkes Schwitzen auftreten. Dünnere Decken und frische Luft können in diesem Fall Erleichterung verschaffen.

Dann verändert sich das Atmen. Es wird schneller oder viel langsamer, mit großen Pausen zwischen den einzelnen Atemzügen. Ferner ist es möglich, dass das Atmen sehr unregelmäßig erfolgt. Ein vorsichtiges, leichtes Aufrichten von Kopf und Oberkörper mit dem Bett oder Kissen kann wohltuend sein. Durch Schleimabsonderungen im Rachen und in den Bronchien stellt sich zuweilen die Rasselatmung ein. Sie wirkt auf begleitende Personen beunruhigend, bedeutet aber nicht, dass der Sterbende erstickt. Für ihn stellt es kaum eine Belastung dar. Wenn in diesem Zustand Heilmittel eingenommen werden können, eignet sich auch die Urtinktur von Efeu (Hedera helix Urtinktur von Ceres), die 1–3-mal täglich oder bei Bedarf mit 2–5 Tropfen in wenig Wasser langsam geschluckt wird.

Der Geruch im Zimmer kann sich verändern. Mit ätherischen Ölen in der Duftlampe, Wasserschüssel oder auf feuchten Tüchern ist es möglich, dem besonderen Geruch entgegenzuwirken. Auch ein dezentes Räucherstäbchen oder ein Duftkegel kann aufgestellt werden.

Das Bewusstsein trübt sich mehr und mehr. Die „klaren" Phasen nehmen stark ab oder verschwinden ganz. Für Angehörige und begleitende Personen ist es wichtig zu wissen, dass Sterbende trotz getrübtem Bewusstsein genau hören und wahrnehmen.

Der unmittelbare Tod zeigt sich durch einen in die Ferne gerichteten Blick, der Mund steht offen und an der Körperunterseite, Händen und Füßen bilden sich dunkle Flecken. Der Puls wird immer schwächer. Die Pupillen reagieren kaum noch auf Licht.

Der Tod tritt ein, wenn der Herzschlag und der Atem aufhören. Was mitunter der allerletzte Atem zu sein scheint, wird noch von ein oder zwei langen Atemzügen vollendet. Oft wird eine Wandlung im Gesicht des Verstorbenen sichtbar. Frieden und Gelöstheit kommen zum Ausdruck.

Für die Hinterbliebenen ist es nicht immer leicht zu akzeptieren, dass sie im Augenblick des Hinübergehens abwesend waren. Es mag vielleicht trösten, wenn sie wissen, dass die meisten Menschen in den Momenten sterben, in denen sie allein sind. Möglicherweise fällt es ihnen so leichter, sich von dieser Welt und den geliebten Menschen zu lösen.

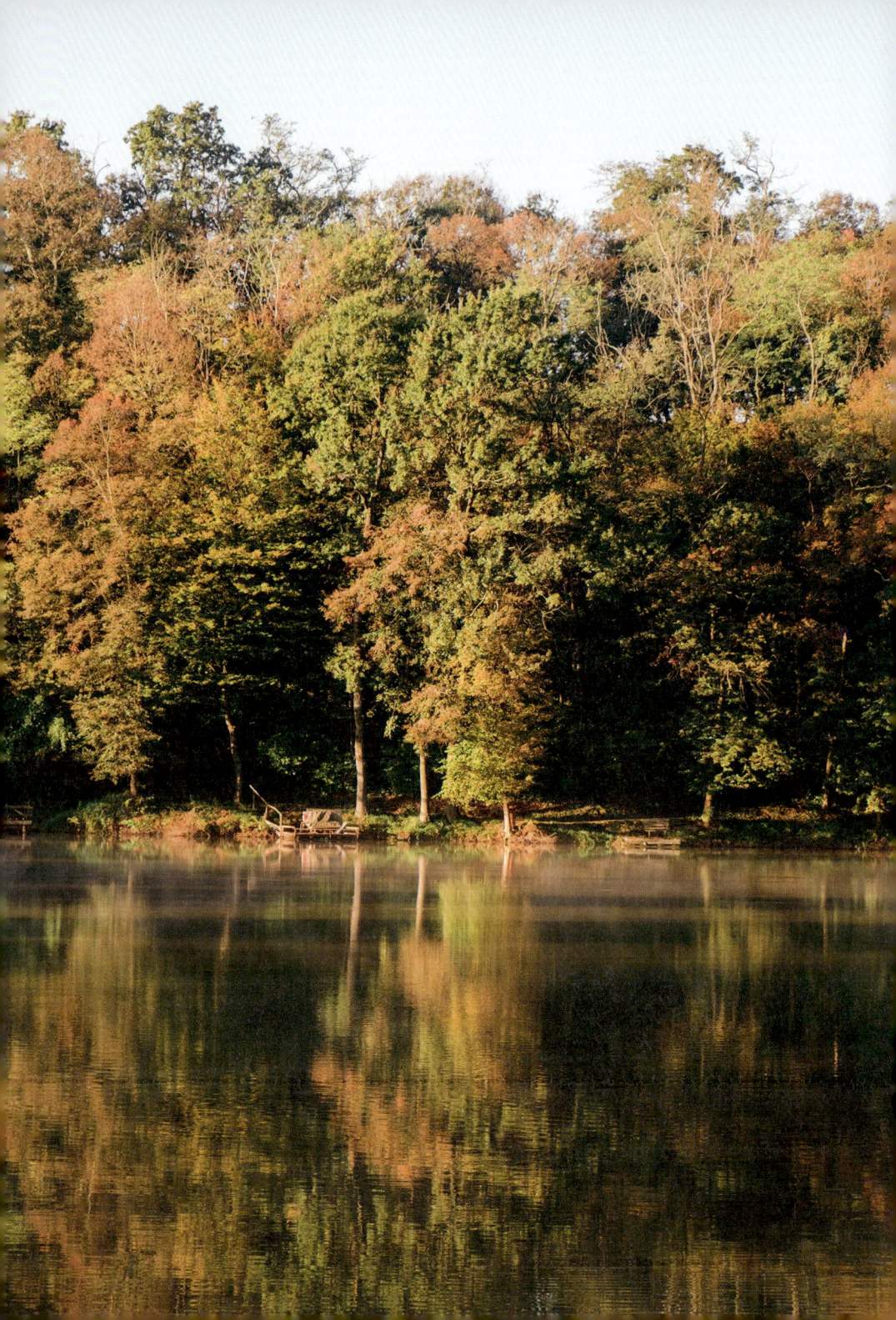

Kapitel 14:
Wenn der Tod eingetreten ist

Es ist schmerzlich, einen geliebten Menschen zu verlieren. Der unmittelbare Augenblick nach dem Tod darf zum Abschiednehmen genutzt werden. Es gibt keinen Grund zur dringenden Aktivität. Der Verstorbene kann bis zu 36 Stunden in der Wohnung bleiben. So ist für Angehörige, Freunde und Nahestehende ausreichend Zeit, „Auf Wiedersehen" zu sagen. Oftmals entsteht eine besondere Atmosphäre, geprägt von Stille und Frieden. Sie dürfen sich Zeit lassen und Ihrem Herzen folgen. Es ist sehr tröstlich, wenn das gemeinsame Abschiednehmen in dieser Stimmung zelebriert wird. Möglicherweise wird das Zimmer etwas aufgeräumt, mit einem Bild der bzw. des Verstorbenen, Kerzen und Blumen. Es kann gemeinsam ein Gedicht oder ein Gebet gesprochen und ein Lied gesungen werden. Auch die Pfarrer oder Diakone der Kirchengemeinde werden beim liebevollen Verabschieden behilflich sein.

Der Umgang mit dem Verstorbenen

Wenn sich Angehörige und Nahestehende Zeit nehmen für das letzte Miteinander, sind ein paar Dinge zu beachten. Der Raum, in dem der

Tote liegt, sollte möglichst kühl gehalten werden. Im Sommer können die Sonnenrollos geschlossen werden, im Winter wird die Heizung abgestellt. Der Körper wird flach hingelegt, bevor die Leichenstarre eintritt. Die Augenlider werden mit feuchten Wattebäuschen geschlossen. Sie sollten etwa eine Stunde auf den Lidern liegen bleiben. Der Unterkiefer wird bis zum Eintritt der Leichenstarre, die nach ca. einer Stunde sichtbar wird, hochgedrückt. Dazu wird ein längs gefaltetes Handtuch fest gerollt und unter das Kinn geschoben. Manchen Nahestehenden ist es ein großes Bedürfnis, den Verstorbenen zu waschen und/oder ihm ein Lieblingskleidungsstück anzuziehen. Meistens werden die Hände gefaltet und ein Bild der Familie und Ähnliches beigelegt.

Nach dem gemeinsamen Abschiednehmen können in aller Ruhe der Hausarzt zur Ausstellung des Totenscheins und das Bestattungsunternehmen verständigt werden.

Die Vorbereitung der Bestattung

Die Angehörigen oder andere nahestehende Personen werden sich um die Beerdigung und die Trauerfeierlichkeit kümmern, obwohl sie einen schmerzvollen Verlust erlitten haben. Es ist gut zu wissen, dass das involvierte Bestattungsunternehmen bei den Vorbereitungen und bürokratischen Vorgängen eine große Hilfe ist. Sie begleiten die Zurückgebliebenen durch die nötigen Erledigungen. Nehmen Nahestehende diesen Service in Anspruch, sollten dennoch rechtzeitig und in Ruhe ein paar Unterlagen zusammengetragen werden:

- Personalausweis
- Totenschein
- Familienbuch bzw. Geburtsurkunde bei Ledigen

- Heiratsurkunde, bei Geschiedenen mit entsprechendem Vermerk oder Urteil, bei Verwitweten mit Sterbeurkunde des Partners/der Partnerin
- Pensions-/Rentenversicherungsunterlagen, zumindest die Rentennummer
- Versicherungspolicen
- Urkunde über Familien-/Wahlgrab

Manche Menschen haben schon vor ihrem Tod Kontakt zu einem Bestattungsunternehmen aufgenommen, sich beraten lassen und sich womöglich bereits für einige Details entschieden. Natürlich können auch ohne ein Unternehmen die Beerdigung bzw. Trauerfeierlichkeiten organisiert werden.

Kinder einbeziehen

Sind Kinder vom Verlust eines Angehörigen oder einer nahestehenden Person betroffen, und zeigen sie Interesse, das Geschehene verstehen zu wollen, dann können sie maßvoll mit einbezogen werden. Sie können sich, wie die Erwachsenen, vom Verstorbenen verabschieden, wenn sie das möchten. Erhalten sie Antworten auf ihre Fragen, hilft es ihnen beim Umgang mit dem Tod. Selbstverständlich fällt es durchaus schwer, immer eine verständliche Erklärung zu finden. Es ist in Ordnung, nach Worten zu ringen, besser als Verharmlosungen zu verwenden, wie „Er/sie ist für lange Zeit weggegangen." Ebenso können sie an den Vorkehrungen zur Trauerfeierlichkeit teilhaben. Sie sollten auf das Begräbnis selbst jedoch behutsam vorbereitet werden. Vielleicht möchten Erwachsene wie Kinder beispielsweise ein Symbol, eine Zeichnung oder einen Gegenstand mit in den Sarg und das Grab legen und so ihre Verbundenheit zeigen.

Kinder sind in ihren Äußerungen und Handlungen spontan und nicht immer den gesellschaftlichen Normen angepasst, besonders kleine Kinder. Das kann zu Irritationen bei einer Trauerfeierlichkeit führen, z. B. wenn das Kind fragt, wann es zu Ende ist und ob sie nachher Fußball spielen. Trauernde Eltern erleichtern sich sicherlich die Situation, wenn sie vor der Beerdigung Ansprechpartner für das Kind organisieren, z. B. Paten, Lieblingstante und -onkel. Es ist ein Bedürfnis der Eltern, ihre Kinder zu schützen und ihnen Leid zu ersparen. Es zeigt sich allerdings immer wieder, dass es für Kinder weniger qualvoll ist, über den Gestorbenen, gemeinsam Erlebtes und den Tod reden zu können als das Geschehene im Schweigen zu ersticken.

Der Umgang mit der Trauer

Jeder Mensch erfährt im Laufe seines Lebens Schmerz, Verzweiflung und Trauer. Mit dem Verlust eines geliebten Menschen entsteht ein Prozess, der viele Gefühle mit sich bringt. Er ist derart mitreißend, dass Trauernde manchmal nicht wissen, wie das Leben weitergehen soll. Sie fühlen sich oftmals von ihren Mitmenschen unverstanden und alleingelassen. Tatsächlich wissen Freunde, Bekannte und Nachbarn manchmal nicht, wie sie mit den Betroffenen umgehen sollen. Das führt dazu, dass sich Trauernde mit ihrem Schmerz zurückziehen. An dieser Stelle können Trauergruppen, Trauercafés oder ähnliche Einrichtungen eine Hilfe für die Hinterbliebenen sein. Hier treffen sie auf Menschen, die Entsprechendes erlebt haben und können sich austauschen.

Es gibt keine Regeln für das Sterben und es gibt keine für das Trauern. Auch dieser Prozess wird individuell erlebt und dauert unterschiedlich lange an. Niemand ist nach einem halben oder einem Jahr „fertig" mit seiner Trauer. Es handelt sich vielmehr um eine

Wandlung oder Änderung. Die damit verbundenen Gefühle und der Umgang verändern sich, der Verlust bleibt für immer. Die Zurückgebliebenen lernen, damit zu leben, auf ihre ganz eigene Art und in ihrem ganz eigenen Tempo.

Es ist schwer, Erfahrungen über den Tod und das Sterben zu erhalten. Einige Gedanken finden sich vielleicht in den Berichten zu Nahtoderfahrungen. Bei den Literaturangaben finde Sie dazu Bücher. Des Weiteren gibt es Bücher, die sich mit Verlust und Trauer auseinandersetzen und für den einen oder die andere Hilfe sein können.

Literatur

Thomas Grasl, Evelyn Deutsch, Bärbel Buchmayr, Marlene Fink: Aromapflege Handbuch: Leitfaden für den Einsatz ätherischer Öle in Gesundheits-, Krankenpflege- und Sozialberufen. Aromapflege 2013

Birgit Laue: Heilpflanzen für Frauen. Bewährte Hausmittel und sanfte Naturmedizin. Köln: Anaconda 2011

Daniela Tausch, Lis Bickel: Jeder Tag ist kostbar. Endlichkeit erfahren – intensiver leben. Bielefeld: J. Kamphausen Mediengruppe GmbH, 3. Auflage 2014

Erich Grond: „Bleib' bei mir, auch wenn ich verwirrt sterbe". Ratgeber zur Begleitung psychisch Veränderter. IGSL-Hospiz e. V. 2010 (Bezug unter http://hospizgruppe.de/ratgeber-zu-den-themen-sterben-tod-und-trauer)

Gottfried Hertzka, Wighard Strehlow: Große Hildegard-Apotheke: Die Medizin der hl. Hildegard von Bingen. Fe-Medienverlags GmbH/Christiana-Verlag, 17. Aufl. 2017

Gudrun Huber, Christina Casagrande (Hrsg.): Komplementäre Sterbebegleitung: Ganzheitliche Konzepte und naturheilkundliche Therapien. Stuttgart: Haug 2011

IGSL-Internationale Gesellschaft für Sterbebegleitung und Lebensbeistand: Die IGSL bietet eine Ratgeberreihe und weitere Publikationen an. Ebenso finden Sie dort alle Unterlagen für die Vorsorgemappe: http://www.igsl.de.

Johannes Horlemann: Gemeinsam Leben: Jetzt und bis zuletzt. Ratgeber zur hospizlichen Begleitung von Schwerkranken und Sterbenden. IGSL-Hospiz e. V. 2011 (Bezug unter Bezug unter http://hospizgruppe.de/ratgeber-zu-den-themen-sterben-tod-und-trauer)

Roger Kalbermatten, Hildegard Kalbermatten: Pflanzliche Urtinkturen: Wesen und Anwendung. Aarau: AT Verlag 2011

Shirley Price, Len Price: Aromatherapie: Praxishandbuch für Pflege-, Kosmetik- und Gesundheitsberufe. Bern: Huber 2009

Susanne Fischer-Rizzi: Himmlische Düfte: Das große Buch der Aromatherapie. Aarau: AT Verlag 2011

Ursel Bühring: Praxis-Lehrbuch der modernen Heilpflanzenkunde: Grundlagen – Anwendung – Therapie. Stuttgart: Haug 2011

WALA Arzneimittel: Häusliche Pflege mit Hilfe aus der Natur. Bad Boll/Eckwälden, 4. Aufl. 2015 (Bezug über Apotheken oder unter https://www.walaarzneimittel.de/files/walaarzneimittel/service/broschueren/Patienteninformation-Haeusliche-Pflege.pdf)

Nahtoderfahrungen

Dietmar Czycholl (Hrsg.): Als ich am gestrigen Tag entschlief. Erfahrungen Wiederbelebter in der Weltliteratur – Eine Anthologie aus drei Jahrtausenden. Oberstaufen: Genius 2003

Raymond A. Moody: Das Licht von Drüben: Neue Fragen und Antworten. Reinbek bei Hamburg: Rowohlt 2004

Anleitungen für Meditation

Matthew Johnstone: Den Geist beruhigen Eine illustrierte Einführung in die Meditation. München: Antje Kunstmann 2012

Jon Kabat-Zinn: Im Alltag Ruhe finden. Meditationen für ein gelassenes Leben. München: Knaur MensSana 2015

Jon Kabat-Zinn: Stressbewältigung durch die Praxis der Achtsamkeit.
  Freiamt: Arbor 2014
Jon Kabat-Zinn: Die heilende Kraft der Achtsamkeit. Freiamt: Arbor 2009
Jon Kabat-Zinn: Achtsamkeit für Anfänger. Freiamt: Arbor 2013

Literatur zu Trauer und Verlust

Roland Kachler: Meine Trauer wird dich finden: Ein neuer Ansatz in
  der Trauerarbeit. Freiburg: Herder 2017
Verena Kast: Sich einlassen und loslassen: Neue Lebensmöglichkeiten
  bei Trauer und Trennung. Freiburg: Herder 2016
Verena Kast: Trauern: Phasen und Chancen des psychischen Prozesses.
  Freiburg: Kreuz 2013

Rat und Informationen

Allgemeiner und Spezialisierter ambulanter Palliativdienst (AAPV und SAPV)

Deutsche Gesellschaft für Palliativmedizin e. V.
Aachener Str. 5, 10713 Berlin
Tel.: 030/30101000
Email: dgp@dgpalliativmedizin.de
www.dgpalliativmedizin.de

Deutsche Gesellschaft für Schmerztherapie e. V.

Adenauerallee 18, 61440 Oberursel
Tel.: 06171/28600
Email: info@dgschmerztherapie.de
www.dgschmerztherapie.de

Deutscher Krebsinformationsdienst

Deutsches Krebsforschungszentrum
Krebsinformationsdienst
Im Neuenheimer Feld 280, 69120 Heidelberg
Tel.: 0800/4203040
Email: krebsinformationsdienst@dkfz.de
www.krebsinformationsdienst.de

Internationale Gesellschaft für Sterbebegleitung und Lebensbeistand e. V. (IGSL)

Postfach 1408
55384 Bingen, Tel.: 06721/10318
Email: info@igsl-hospiz.de
www.igsl-hospiz.de

Vorsorgemappe und Broschüren zur Sterbebegleitung, Abschiednehmen und Trauer

Hospizdienste:

Deutscher Hospiz- und PalliativVerband e. V.

Aachener Straße 5, 10713 Berlin

Tel.: 030/82007580

Email: info@dhpv.de

www.dhpv.de

Hersteller von Pflege- und Heilmitteln

Bioturm GmbH
Turmstraße 29, 56242 Marienrachdorf
www.bioturm.de

Ceres Heilmittel AG
Bachtobelstrasse 6, CH-8593 Kesswil
www.ceresheilmittel.de

Deutsche Homöopathie-Union
DHU-Arzneimittel GmbH & Co. KG
Ottostr. 24, 76227 Karlsruhe
www.dhu.de

Eversbusch Apotheke
Eversbuschstr. 92, 80999 München
Tel.: 089/8122159
www.eversbusch-apotheke.de

Dr. Gustav Klein GmbH & Co. KG
Steinenfeld 3, 77736 Zell am Harmersbach
www.klein-naturarznei.de

Maienfelser Naturkosmetik Manufaktur
Brettacher Str. 5, 71543 Maienfels
https://maienfelser-naturkosmetik.de

Primavera Life GmbH

Naturparadies 1, 87466 Oy-Mittelberg

www.primaveralife.de

Repha GmbH Biologische Arzneimittel

Alt-Godshorn 87, 30855 Langenhagen

www.repha.de

Laboratorium SOLUNA Heilmittel GmbH und Lunasol-Kosmetik

Artur-Proeller-Straße 7, 86609 Donauwörth

www.soluna.de

Wachswerk

Schmachtenbergstr. 172, 45219 Essen

www.wachswerk.de

WALA Heilmittel GmbH

Dorfstraße 1, 73087 Bad Boll/Eckwälden

www.dr.hauschka.com

www.wala.de

Weber & Weber GmbH & Co. KG

Herrschinger Str. 33, 82266 Inning/Ammersee

www.weber-weber.de

Weleda AG

Möhlerstraße 3, 73525 Schwäbisch Gmünd

www.weleda.de

Verzeichnis der Pflege- und Heilmittel

Apothekenpflichtige Heilmittel

Pflege-/ Heilmittel	Anwendung	Hersteller
Absinthium Urtinktur	Durchfall, Krämpfe	Ceres
Aconit Schmerzöl	kalte, steife, schmerzende Gelenken	WALA
Aesculus/ Prunus comp. Essenz	Wundpflege	WALA
Alsine Media Urtinktur	Mundtrockenheit	DHU
Amara-Tropfen	Verstopfung, Völlegefühl, Übelkeit; Anregung und Stärkung des Verdauungstraktes, Steigerung des Appetits	Weleda
Angelica archangelica Urtinktur	Müdigkeit und Schwäche	Ceres
Aurum/ Apis regina comp., Globuli velati	nervöse Erschöpfungszustände, Stimmungsschwankungen, depressive Verstimmung	WALA
Aurum/ Lavandula comp. Creme	Einreibung der Herzgegend bei nervösen Herz- (und) Kreislauf-Beschwerden	Weleda
Balsamischer Melissengeist	innere Kälte, depressive Verstimmung, Unruhe und Schwäche	Weleda
Birkenkohle comp. Kapseln	Blähungen, Durchfall, Darmkrämpfe	Weleda
Bolus alba comp. Pulver	Durchfall, Erbrechen	WALA
Calcea Wund- und Heilcreme	Wundbehandlung	WALA

Calendula-Essenz	Wundpflege	Weleda
Calmedoron®	Unruhe, Einschlafstörungen	Weleda
Chamomilla Urtinktur	Mundtrockenheit, Entzündungen im Mundbereich; heftige kolikartige Schmerzen der Verdauungsorgane	Ceres
Combudoron® Salbe	Nachbehandlung von Verbrennungen und Juckreiz	Weleda
Echinacea/ Viscum comp. Gelatum	Belebung der Haut und bei Strahlen-schäden	WALA
Echtronerval	Angstzustände	Weber und Weber
Glechoma hederacea Urtinktur	Atemnot; schwere, zehrende Krank-heiten	Ceres
Hedera comp.	Reizhusten, Unterstützung der Atmung	Ceres
Hedera helix Urtinktur	Reizhusten, Unterstützung der Atmung	Ceres
Hypericum ex herba 5 % Oleum	Wundbehandlung	WALA
Lavandula Urtinktur	Schmerzen mit Nervosität und Magen-schwäche; Angst und Unruhe	Ceres
Lavendelöl 10 %	Vertiefung der Atmung	Weleda
Melissa officinalis Urtinktur	Übelkeit, Appetitlosigkeit; Müdigkeit, Schwäche	Ceres
Melissenöl	äußerlich bei Verstopfung und Durchfall, Blähungen, Unwohlsein, Appetitlosigkeit	WALA
Mentha piperita Urtinktur	krampfartige Beschwerden im Magen-Darmbereich, in der Gallenblase	Ceres
Mundbalsam flüssig	Entzündungen im Mundbereich, Mundhygiene	WALA
Mundbalsam Gel	Entzündungen im Mundbereich, Mundhygiene	WALA
Mundspülung Salbei	Mundpflege	Dr. Hauschka med.
Oxacant sedativ liquid	Schlaflosigkeit, Sorgen und Kummer	Klein

Passiflora comp., Globuli velati	Schlaflosigkeit, nervöse Unruhe	WALA
Petasites D6	kolikartige Krämpfe	Ceres
Plantago Bronchial-balsam	akute Luftnot	WALA
Plantago lanceolata Urtinktur	Unterstützung der Atmung	Ceres
Plexus pulmonaris (Nervus vagus) D15	Luftnot	WALA
REPHA-OS® Mund-spray	Entzündungen im Mundbereich	Repha
Rosa e floribus 10 %, Oleum	Müdigkeit und Schwäche, Unruhe und Anspannung	WALA
Rosatum Heilsalbe (WALA)	Wundbehandlung	WALA
Rosmarinus, Oleum aethereum 10 %	innere Kälte, kalte Gliedmaßen	WALA
Salvia Urtinktur	Mundtrockenheit, Entzündungen im Mundbereich	Ceres
Solum Öl/ Salbe/ Bad/ Globuli velati	Erkrankungen des rheumatischen Formenkreises, Wetterfühligkeit, Wirbelsäulensyndrome, Nerven-schmerzen (Neuralgien), chronische Schmerzen	WALA
Solunat Nr. 14	Angst- und Erregungszustände, Schlaflosigkeit	Soluna
Solunat Nr. 17	depressive Verstimmung	Soluna
Solunat Nr. 19	Völle und Druck im Verdauungssystem; Unruhe	Soluna
Solunat Nr. 2	Frieren; Unruhe, Stimmungstief, depressive Verstimmung	Soluna
Solunat Nr. 4	depressive Verstimmung, Unruhe, Angst, Schlaflosigkeit	Soluna
Solunat Nr. 5	Unruhe, starker und schneller Herzschlag	Soluna

Valeriana comp. Urtinktur	Einschlafstörung, Anspannung	Ceres
Valeriana Urtinktur	Nervenschmerzen	Ceres

Nichtapothekenpflichtige Pflege- und Heilmittel

Pflege-/ Heilmittel	Anwendung	Hersteller
Abendrot Körperöl	Anspannung, Unruhe	Maienfelser
Aloe Creme	trockene und juckende Haut	Maienfelser
Calendula Wund-salbe	Wundbehandlung	Weleda
Calendulaöl bio	Wundbehandlung	Primavera Life
Citrus Erfrischungs-bad	Verstopfung; Müdigkeit, Schwäche	Weleda
Edeltannen Erholungsbad	Vertiefung der Atmung	Weleda
Edle Rose Körperöl	Druck und Rückenschmerzen der Pflegenden	Maienfelser
Everon®-Lippen-pflege	trockene Lippen	Weleda
HustenBrustWickel Thymian 0,5 %	Vertiefung der Atmung	Wachswerk
Johanniskrautöl bio	Schmerzen; Wundbehandlung, Haut-pflege	Primavera Life
Johanniskrautöl Jojoba BIO, Johanniskrautöl Olivenöl BIO	Wundbehandlung	Maienfelser
Körperbalsam Lavendel Sandelholz	Vertiefung der Atmung	Dr. Hauschka
Körperbutter Rosen-blüte	Druck und Rückenschmerzen der Pflegenden	Maienfelser

Lavendel Entspannungsbad	Vertiefung der Atmung, Anspannung	Weleda
Lavendel Entspannungsöl	Vertiefung der Atmung, Anspannung	Weleda
Lavendel Lotion	Vertiefung der Atmung, Unruhe	Maienfelser
Lavendel Sandelholz Körperbalsam	Vertiefung der Atmung	Dr. Hauschka
Lippenpflege Repair Nr. 54	trockene Lippen	Bioturm
Lunasol Raumspray	Vertiefung der Atmung	Lunasol
Mandel Johannis-kraut Pflegeöl	Hautpflege	Dr. Hauschka
Moor Lavendel Bad	Schlafstörungen, Anspannung	Dr. Hauschka
Moor Lavendel Pflegeöl	Schlafstörungen, Schwäche, depressive Verstimmung	Dr. Hauschka
Ratanhia Mund-wasser	Mundpflege	Weleda
Ringelblumencreme	Wunden, Entzündungen, Narbenpflege	Maienfelser
Wildrosen Cremebad	Müdigkeit, Schwäche	Weleda
Johanniskrautöl Jojoba BIO oder Johanniskrautöl Oli-venöl BIO	Wundbehandlung	Maienfelser
Ringelblumencreme	Wunden, Entzündungen, Narbenpflege	Maienfelser
Rosen Bad	Schlafstörungen, Schwäche, depressive Verstimmung	Dr. Hauschka
Salbei Bad	Verstopfung, Verdauungsstörungen	Dr. Hauschka
Salbei Zahnfleisch-balsam	Entzündungen im Mundbereich	Weleda
Sanddorn Reich-haltige Pflegelotion	Hautpflege	Weleda
SchlafschönWickel Rose, Schlafschön-Wickel Lavendel	Vertiefung der Atmung, Schlafstörung	Wachswerk

Schutz-Balsam+ Nr. 43	extrem trocken-fettarme Altershaut	Bioturm
Seidenpuder	starkes Schwitzen	Dr. Hauschka
Wildrosen Cremebad	Müdigkeit, Schwäche	Weleda
Wind und Wetter Bad	Frieren, Vertiefung der Atmung	Dr. Hauschka
Zitronen Lemongrass Bad	Verstopfung, Verdauungsstörungen	Dr. Hauschka

Die Autorin

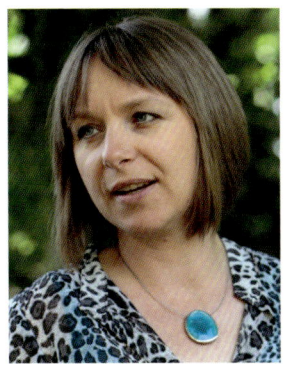 **Kristin Peters** ist Diplom-Agraringenieurin und promovierte Agrarwissenschaftlerin. Nach einigen Jahren Arbeitserfahrung in der Entwicklungshilfe und als Wissenschaftlerin und Dozentin an der Hochschule spezialisierte sie sich auf Pflanzenheilkunde. Ihr wissenschaftliches Verständnis von Pflanzen und ihrer Nutzung, das Wissen um den Einfluss von Umweltbedingungen auf ihre Fähigkeiten und ihr Wirkspektrum auf den Menschen beflügelten sie, noch mehr von diesen hilfreichen Geschöpfen zu erfahren.

Hildegard von Bingen, Paracelsus aber auch Wolf-Dieter Storl, Christian Rätsch u.v.m. inspirierten sie, den kurzsichtigen Blick der üblichen wissenschaftlichen Betrachtung hinter sich zu lassen und eine ganzheitliche sowie sinnliche Arbeitsweise und Lebenseinstellung zu vertiefen. Mit Leidenschaft und Freude forscht sie zu Heilpflanzen und ihrem naturheilkundlichen Einsatz, wendet sie in der Praxis an, bildet aus und weiter, bietet verschiedenste Veranstaltungen, wie Kräuterwanderungen oder Workshops zur Herstellung naturheilkundlicher Heilmittel an und ist als Autorin tätig.

Carstens-Stiftung : Natur und Medizin
Erforschen. Erklären. Erleben

Ob Pflanzenheilkunde, Akupunktur, Homöopathie oder Blutegeltherapie – die Komplementärmedizin ist sehr vielseitig.

Wichtig ist dabei die Frage, welches Therapieverfahren bei welchen Krankheiten helfen kann. Antworten gibt die Carstens-Stiftung : Natur und Medizin. Die Stiftung mit Sitz in Essen setzt sich bereits seit über dreißig Jahren dafür ein, dass Naturheilkunde und Homöopathie in der Medizin stärker verankert werden.

Die Carstens-Stiftung : Natur und Medizin ist auf Ihre Unterstützung angewiesen: Werden Sie Mitglied, spenden Sie für die Komplementärmedizin, empfehlen Sie uns weiter!

Ihren Auftrag, Forschungsarbeiten zu veröffentlichen und die Ergebnisse verständlich aufzubereiten, nimmt die Carstens-Stiftung : Natur und Medizin ernst: Nur so kann die Bevölkerung fundiert über die Möglichkeiten der Komplementärmedizin informiert werden. Mit der Gründung des KVC Verlages im Jahr 1998 wurde ein individuelles Profil für die Veröffentlichungen geschaffen (www.kvc-verlag.de).

Mit Ihren Spenden fördern wir Forschung, beziehen Stellung und beraten Patienten unabhängig. Mitglieder erhalten zudem sechsmal im Jahr unsere Mitgliederzeitschrift mit spannenden Themen aus der Komplementärmedizin. Als besondere Leistung bieten wir Mitgliedern ein exklusives Ratgeberangebot an.

Helfen Sie mit, Naturheilkunde und Homöopathie zu fördern und zu erhalten!

Weitere Informationen erhalten Sie unter:

Carstens-Stiftung : Natur und Medizin, Am Deimelsberg 36, 45276 Essen, Tel: 0201/56305 70, www.naturundmedizin.de | www.carstens-stiftung.de